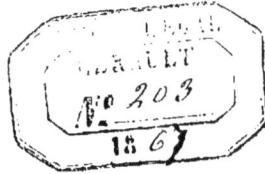

ÉTUDE

SUR

LA PUBERTÉ

CHEZ LA FEMME

PAR

THÉOPHILE BASSET

né à Salernes (Var)

DOCTEUR EN MÉDECINE

Élève de l'École pratique d'Anatomie et d'Opérations chirurgicales
Membre titulaire de la Société médicale d'Émulation de Montpellier.

Est medicus, scit qui morbi cognoscere causam ;
Quando talis erit, nomen et omen habebit.
(École de Salerne, *pars decima*, De Arte.)

———♦———

MONTPELLIER

BOEHM & FILS, IMPRIMEURS DE L'ACADÉMIE
Éditeurs du MONTPELLIER MÉDICAL
1867

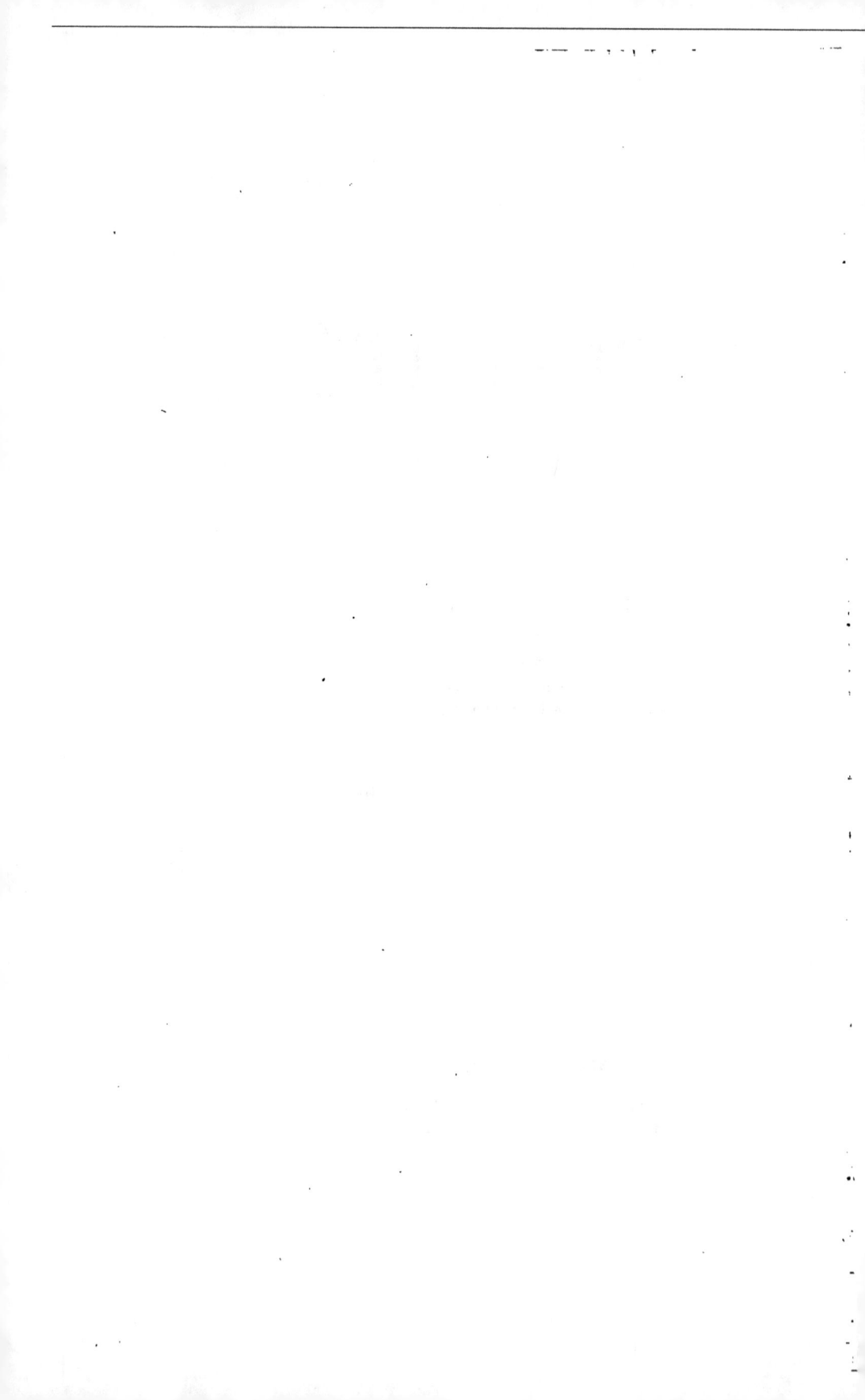

A MON PÈRE

Gustave **BASSET**,

Pharmacien, Maire de Salernes, Membre du Conseil général
du Var.

A MA MÈRE

A MA SŒUR.

T. BASSET.

A mes Maîtres

MM. DUMAS, COURTY, ROUGET,

PROFESSEURS A LA FACULTÉ DE MÉDECINE DE MONTPELLIER.

A MES PARENTS.

A mes Amis.

T. BASSET.

AVANT-PROPOS

———

Notre travail comprend trois parties. Dans la première, après avoir défini la *puberté* et fait connaître les phénomènes généraux qui la caractérisent, nous présentons quelques considérations anatomiques et physiologiques, sans lesquelles on ne peut saisir le mécanisme de la menstruation. Vient ensuite la pathologie de la *puberté*, que nous nous sommes efforcé de rendre aussi claire que possible, en adoptant certaines divisions propres à en faciliter l'étude.

Nous avons développé assez longuement l'étiologie, et personne, sans doute, ne nous en fera un reproche, car, on le sait, la connaissance des causes est de beaucoup la plus importante : sans elle, en effet, tout traitement rationnel devient impossible. Ce n'est pas à dire pour cela que nous ayons négligé les autres branches de la pathologie; nous avons énuméré les divers symptômes morbides et précisé le diagnostic le mieux que nous avons pu, et, lorsque des complications fâcheuses pouvaient survenir, nous ne les avons pas oubliées. Le traitement tient aussi une large place dans notre travail, et comme nous ne pouvions indiquer toutes les médications consignées dans les auteurs, nous avons fait connaître les moyens qui nous ont paru les plus sûrs et dont il nous a été permis de constater les heureux effets dans le cours de nos études cliniques.

La troisième et dernière partie, consacrée à l'hygiène de la jeune fille pubère, a été considérée par nous comme non moins importante, et nous avons apporté les mêmes soins dans son développement. A cette époque de la vie, comme nous le dirons, la jeune fille se développe d'après la direction imprimée à son organisme, et peut être comparée à cet arbuste de la Fable, que l'on peut redresser facilement, mais qui restera tortueux si un jardinier négligent n'y prend garde.

Tel est le résumé, résumé succinct il est vrai, des

pages que l'on va lire : la *puberté de la femme*, envisagée sous le point de vue de la physiologie, de la pathologie et de l'hygiène. Le choix du sujet n'a pas, je crois, besoin d'être légitimé : la diversité des phénomènes morbides de cet âge, la forme bizarre qu'ils affectent parfois, sont souvent une cause d'embarras pour le praticien consommé, et à plus forte raison pour le jeune médecin qui débute dans la carrière médicale. Nous n'avons pas la prétention d'avoir tout dit ; loin de nous la pensée d'avoir fait faire un nouveau pas à la science, nous avons voulu seulement notre instruction personnelle ; trop heureux si notre étude pouvait rendre plus facile à quelques-uns la connaissance des divers états morbides de l'âge pubère.

ÉTUDE

LA PUBERTÉ

CHEZ LA FEMME

Si nous voulions définir la puberté en ne tenant compte que de l'origine du mot (*pubere*, commencer à se couvrir de poils), nous devrions dire que, dans la vie de la femme, la puberté est la période coïncidant avec l'apparition des poils au pubis, aux aisselles. Mais ces signes de la puberté, pour être réels, n'en sont pas moins secondaires, et partant, ne peuventsuffire pour une bonne définition. Nous oublierons donc le mot pour ne songer qu'à l'acte fonctionnel lui-même, et nous dirons que *la puberté*, chez la femme, *est cet âge de la vie où l'on observe la série des phénomènes d'accroissement qui accompagnent la première maturation ou chute d'un ovule.*

PHYSIOLOGIE

Tota mulier in ovariis.

En traitant de la physiologie de la puberté, nous suivrons une marche qui nous est indiquée par la définition même que nous venons de donner de cet âge. Nous allons d'abord nous occuper des phénomènes généraux qui précèdent ou accompagnent la maturation ou la chute de l'ovule, phénomènes généraux qui dans leur ensemble rappellent une sorte de symptomatologie physiologique. Nous étudierons ensuite les phénomènes locaux de l'ovulation, dont la menstruation n'est que la conséquence.

I. Phénomènes généraux.

La jeune fille, qui naguère encore n'aimait qu'à rire et à jouer, délaisse tout à coup les plaisirs bruyants de son enfance et recherche la solitude. On peut même alors la surprendre dans une rêverie où elle semble se complaire, et, pour peu qu'on veuille bien l'épier,

on remarque des intermittences de tristesse et de joie ;
mais ce n'est plus cette joie franche du premier âge,
et l'on ne tarde pas à s'apercevoir qu'un profond
changement s'est accompli dans son caractère. Elle-
même l'a remarqué et cherche à s'expliquer ce qu'elle
éprouve; une timidité plus grande et une pudeur
jusqu'alors inconnues, viennent bientôt la trahir et
nous prouver qu'elle a compris. C'est alors qu'elle lutte,
qu'elle s'efforce de vivre de l'amitié de ses jeunes com-
pagnes, et qu'elle voudrait tout oublier dans l'amour
de sa mère. Mais c'est en vain, ces affections ne peuvent la satisfaire; triste et craintive, elle se laisse entraîner vers cet inconnu qu'elle désire mais qu'elle re-
doute; « tout, en un mot, la pousse instinctivement vers
l'homme, dont elle sent maintenant toute la beauté,
et auquel elle est portée à s'unir par ses divers modes
aimants [1]. » Son excitabilité se trouve accrue, l'impression la plus légère l'agite, son image même, dont
elle suit la transformation avec intérêt, la force à rou-
gir, et des désirs vagues, le vide du cœur, lui disent
clairement que si jusqu'à présent elle n'a goûté que
le plaisir de la jeune fille, elle doit bientôt goûter le
bonheur de la femme.

Ce changement dans le moral est une conséquence
des modifications que subit l'organisme. « La nature,
dit Roussel [2], travaille à mettre la femme en état de

[1] Ribes; Discours sur la vie de la femme, pag. 273.
Système physique et moral de la femme. Paris, 1775.

reproduire, et la perfectionne dans ce but. » En même
temps que sa taille prend un développement considérable, les contours de ses membres sont rendus plus
gracieux par une masse de tissu cellulaire qui remplit
les interstices des muscles et les intervalles des os ;
le timbre de sa voix acquiert plus de force et d'éclat,
et le regard plus de vivacité et d'expression ; le pubis
et les aisselles se garnissent de poils, et les glandes
mammaires augmentent de volume et de sensibilité.
Mais le changement le plus notable a lieu du côté du
système reproducteur. Le bassin s'est développé dans
son diamètre transversal, et la direction externe qu'ont
prise les fosses iliaques lui donne un évasement plus
considérable. L'appareil générateur augmente de volume ; l'ovaire, la trompe, l'utérus, deviennent plus
gros et plus lourds ; ils quittent peu à peu le détroit
supérieur et viennent prendre la position qu'ils occu-
peront plus tard entre la vessie et le rectum. L'épithélium vibratile de l'utérus et des trompes apparait alors,
pour ne disparaître qu'à la cessation de la fonction
génératrice ; il vient faciliter la fécondation, rendue déjà
plus facile par le raccourcissement du vagin. Tout
l'appareil générateur, en un mot, sort de son apathie,
devient le siége d'une activité considérable et, de pa-
rasite qu'il était, pour ainsi dire, passe à l'état de
centre, et son influence rayonne sur l'économie tout
entière.

II. Phénomènes locaux. — Ovulation. — Ponte. Menstruation.

Les phénomènes généraux que nous venons de passer en revue précèdent l'établissement de la *menstruation*, dont le mécanisme n'est guère connu que depuis quelques années, et qui se trouve n'être qu'un épiphénomène de l'*ovulation*. Les noms de Coste [1], de Négrier [2], de Bischoff [3], de Raciborski [4], de Courty [5], de Pouchet [6] et d'autres, sont attachés à la découverte importante de la chute de l'œuf et de sa coïncidence avec la menstruation. Le professeur Rouget [7], par son

---

[1] Coste ; Recherches sur la génération des mammifères. Paris, 1834. — Histoire générale et particulière du développement des corps organisés. Paris, 1847.

[2] Négrier ; Recherches anatomiques sur les ovaires de l'espèce humaine. Paris, 1840.

[3] Bischoff ; Traité du développement de l'homme et des mammifères. Paris 1843.

[4] Raciborski ; De la puberté et de l'âge critique, etc. Paris, 1844.

[5] Courty ; De l'œuf et de son développement dans l'espèce humaine. Montpellier, 1845.

[6] Pouchet ; Théorie positive de l'ovulation spontanée et de la fécondation des mammifères, etc. Paris, 1847.

[7] Rouget ; Recherches sur les organes érectiles de la femme et sur l'appareil tubo-ovarien, dans leurs rapports avec l'ovulation et la menstruation, *in* Journal de physiologie de Brown-Séquard, tom. I, 1858.

beau travail *sur les organes érectiles de la femme*, a donné l'explication qui manquait, et c'est à lui que l'on doit la connaissance des faits anatomiques qui relient la menstruation à l'ovulation. Aussi ne s'étonnera-t-on point que nous parlions plus particulièrement de la structure intime de l'appareil génital interne, puisque c'est de sa connaissance complète qu'on en a déduit le mécanisme de l'ovulation et de la menstruation, et la coïncidence de ces deux phénomènes.

APPAREIL GÉNITAL INTERNE. — Les organes qui composent l'appareil génital interne sont : les *ovaires*, les *trompes utérines* et l'*utérus*. C'est bien improprement que l'on a appelé les ovaires, des annexes de la cavité utérine ; l'anatomie comparée nous enseigne que, de tous ces organes, les ovaires sont les plus importants, les organes essentiels : l'utérus et ses deux trompes ne sont que des complications organiques qui ne se trouvent que dans les degrés supérieurs de l'échelle animale.

L'appareil génital interne est construit sur un type qui est commun à toutes les glandes élaborant une sécrétion destinée à être transmise au dehors. Il présente *un appareil glandulaire* et un *appareil musculaire* formant, avec une disposition particulière des vaisseaux, un système érectile qui est la cause de la migration du produit.

Chez la femme adulte, il serait difficile de démontrer

l'appareil glandulaire de l'ovaire, car le produit de cette glande, c'est-à-dire les œufs, sont déjà formés lors de la naissance; la glande, devenue pour ainsi dire inutile, s'atrophie, et l'ovaire n'est plus que le réceptacle où les œufs subiront toutes les transformations nécessaires pour atteindre leur maturité. C'est dans l'organisation du fœtus qu'il faut rechercher la structure glandulaire des ovaires : à cette époque, l'ovaire est composé de glandes en tubes, comme le testicule. L'hypernutrition des cellules épithéliales qui tapissent la paroi interne de ces tubes forme les *ovules*. Plus tard ces tubes se segmentent et produisent les *ovisacs* ou *vésicules de de Graaf*, qui renferment les ovules. Après ces transformations, l'ovaire se présente sous l'aspect qu'il aura jusqu'à la puberté.

Quant à l'appareil musculaire, il est nécessaire, pour bien saisir sa disposition chez la femme, d'interroger la structure des organes correspondants chez les animaux inférieurs.

Chez la plupart des poissons, on voit que les œufs se développent sur les parois plus ou moins complexes d'une cavité spéciale, ayant la forme d'un sac ou d'un tube évasé, et s'ouvrant directement au dehors. Une enveloppe musculaire plus ou moins complète est annexée à l'appareil glandulaire. Les plagiostomes présentent un conduit spécial pour transmettre au dehors le produit développé dans les ovaires, et ce conduit n'est plus continu avec l'ovaire. Cet isolement de l'ovaire et du conduit excréteur est le type de l'appareil génital interne de tous les vertébrés. Or, à cette disposition particulière correspond une modification de l'appareil musculaire. C'est ainsi que des membranes musculaires (*mesoarium*, *mesometrium*), fixant et enveloppant les ovaires, les oviductes et l'utérus, sont, avec l'aide des contractions des parois abdominales, la cause de la migration de l'œuf, quoique encore les oviductes ne s'appliquent pas sur les ovaires.

« Chez les mammifères, ce type se complique par les connexions directes de l'ovaire avec l'oviducte, et par la fusion des deux oviductes au moins à l'extérieur, dans une partie plus ou moins considérable de leur étendue. — Chez les mammifères monodelphes, le corps et les cornes de l'utérus sont logés dans la partie moyenne, les trompes et les ovaires dans les parties latérales d'une membrane qui est tendue comme une cloison transversale dans la cavité pelvienne, et est fixée par les deux extrémités antérieures à la paroi supérieure dorsale de l'abdomen, par ses deux extrémités inférieures et postérieures à la paroi ventrale. Bien que très-mince et complètement transparente dans la plus grande partie de son étendue, cette membrane, décrite par tous les anatomistes comme une simple toile conjonctive péritonéale, présente en plusieurs points, indépendamment des ligaments ronds, dont la nature musculaire est connue, des plis et des épaississements qui déjà, à l'œil nu, offrent un aspect très-analogue à celui de ces ligaments ; mais dans les parties les plus transparentes aussi bien qu'au niveau de ces plis, l'examen microscopique montre partout des faisceaux musculaires lisses, ici écartés les uns des autres, et formant par leurs anastomoses des réseaux à mailles plus ou moins lisses, là pressés et condensés en cordes ou rubans musculaires. » (Ch. Rouget.)

Chez la femme, au moment de la naissance, on peut constater plus facilement les mêmes dispositions ; on peut alors voir que « l'utérus et ses annexes sont compris dans l'épaisseur d'une large membrane musculaire dont les prétendus ligaments péritonéaux ne sont que des dépendances. » (Rouget.) Les ligaments ronds antérieurs et supérieurs, les ligaments de l'ovaire, les ligaments tubo-ovariens, les ligaments utéro-sacrés, et enfin les ligaments larges eux-mêmes, ne sont que les diverses portions de cette membrane. Les fibres lisses qui composent ces divers faisceaux musculaires, s'entrecroisent pour produire un véritable réseau. Ces éléments musculaires cachés par des replis du péritoine, et qui pour la plupart ne sont visibles qu'au microscope, ne sont que la continuation de la couche musculaire superficielle de l'utérus ; ils affectent avec les ovaires et les trompes des connexions particulières qui serviront à expliquer les phénomènes qui nous occupent.

Les *ligaments ronds pubiens* naissent des parties

latérales et supérieures de l'utérus, près des angles supérieurs de l'organe. Ils sont principalement constitués par des fibres musculaires venant de l'utérus, et les faisceaux qui en partent s'étalent en éventail dans toute la hauteur antérieure de cet organe, et s'entrecroisent avec ceux du côté opposé.

Les faisceaux dépendant du *ligament de l'ovaire* (*mesoarium*) proviennent de la face postérieure de l'utérus, et s'irradient dans tout l'aileron moyen du ligament large. Ils ne se terminent pas brusquement à l'extrémité interne de l'ovaire. Les faisceaux à noyaux nombreux et allongés qui s'entrelacent dans le stroma de la glande, et enferment les vésicules de de Graaf dans les mailles de leur réseau, ne sont probablement autre chose que la continuation de ceux du ligament de l'ovaire. Une autre partie des fibres du *mesoarium* longe le bord inférieur de l'ovaire, et, arrivé à l'extrémité externe, concourt à la formation de la corde musculaire qui rattache le pavillon à cette glande. En outre, du bord supérieur du *ligament utéro-ovarien* se détachent des faisceaux qui s'entrelacent dans le canevas musculaire de l'aileron de la trompe, et vont se terminer sur ce conduit et dans le pavillon.

Les faisceaux qui constituent le système d'insertion de l'enveloppe musculaire superficielle de l'utérus à la région lombaire (*ligament rond lombaire*), au lieu d'être condensés en cordons, sont étalés en membrane sur le feuillet postérieur des *ligaments larges*, envelop-

pent le cordon vasculaire des vaisseaux ovariques, et
montent avec lui dans le *fascia propria*, par l'inter-
médiaire duquel ils se fixent à la paroi postérieure du
tronc et se distribuent : les internes à l'utérus, les
externes au pavillon de la trompe, et les moyens, beaucoup plus nombreux, vont se jeter dans l'ovaire, en
passant sur son bord inférieur et dans l'aileron de
la trompe, pour se fondre dans la tunique musculaire.

Les *ligaments utéro-sacrés*, entre le repli du péritoine, sont aussi composés par une couche de tissu
musculaire qui provient de la partie postérieure de
cet organe, sur le point où il s'unit avec le vagin, et
s'attachent aux troisième et quatrième vertèbres sacrées, en dedans de la symphyse sacro-iliaque.

Les ovaires, les trompes et l'utérus ne sont point,
on le voit, aussi nettement circonscrits qu'on pouvait
le croire avant les travaux du professeur Rouget. Ils
sont entourés, en quelque sorte, d'une atmosphère de
tissu musculaire à fibres lisses. Nous verrons plus
loin quel est le rôle de cet appareil musculaire, qu'il
nous fallait nécessairement décrire avant d'étudier les
tissus intrinsèques de l'ovaire, de la trompe et de
l'utérus.

Ovaires. — On doit admettre aujourd'hui que l'o-
vaire, outre son enveloppe, est composé de deux parties : *portion ovigène* et *portion bulbeuse*. La *portion
ovigène* superficielle, adhérant fortement à l'albuginée

et à la portion bulbeuse, est constituée par des fibres musculaires lisses, du tissu conjonctif, des vaisseaux et des nerfs, enfin par les vésicules de de Graaf contenant les ovules. Les fibres musculaires forment la charpente de cette couche ; elles sont entrelacées sans direction déterminée, leurs éléments condensés ont l'aspect d'un tissu fibreux, et se continuent avec ceux de la portion bulbeuse. Le tissu conjonctif est interposé aux fibres musculaires. Les vaisseaux et les nerfs proviennent aussi du bulbe, et *affectent la même disposition que dans cette région*. Les vésicules de de Graaf se groupent en quantité prodigieuse sur cette portion de la glande. La *portion bulbeuse* centrale forme le corps de la glande. Les éléments qui constituent cette portion de l'ovaire sont les mêmes que ceux de la couche ovigène, à l'exception des follicules de de Graaf, qui n'existent qu'à l'état de corps jaunes. Les fibres musculaires, qui forment environ la moitié du bulbe, ont une direction mieux déterminée que dans la couche ovigène. Elles sont le prolongement des fibres du ligament de l'ovaire qui se dirigent de dedans en dehors, de celles de la trompe qui marchent de dehors en dedans, et de celles du ligament rond qui pénètrent de bas en haut. Les artères sont nombreuses et proviennent de l'artère ovarienne, qui, avant de fournir l'artère utérine, fournit une série de dix à douze branches qui naissent toutes à la suite les unes des autres, et pénètrent dans l'ovaire par le hile. Presque aussitôt après leur origine, elles se divisent, s'enroulent en spirale, s'entremêlent et gagnent le bulbe de l'ovaire, où elles affectent encore une forme spiroïde très-prononcée. Leurs subdivisions deviennent de plus en plus fixes à mesure qu'elles se rapprochent de la périphérie. Les veines, plus nombreuses et surtout plus volumineuses, entrent pour une grande part dans la constitution de la glande; elles deviennent noueuses, comme variqueuses, forment un plexus à mailles irrégulières, et se jettent par une douzaine de trous dans la veine ovarienne. Ces vaisseaux sont entourés par les fibres musculaires de l'ovaire et par celles des ligaments larges; ils sont dans les conditions voulues pour former un système érectile.

Trompes. — Les trompes ou oviductes sont des tubes membraneux fixés aux angles de l'utérus, en arrière du ligament rond, en avant de celui de l'ovaire. D'abord dirigées transversalement, les trompes s'infléchissent en arrière vers l'ovaire, auquel elles sont unies par une frange de leur extrémité évasée qui porte le nom de *pavillon*. Leur calibre augmente progressivement en se rapprochant de l'ovaire. Trois tuniques entrent dans la composition des trompes: une séreuse, externe; une musculaire, moyenne, et une interne, muqueuse. La tunique musculaire renferme des fibres circulaires et longitudinales qui suivent toutes les flexuosités de ces conduits. Outre ces

muscles intrinsèques, la trompe est entourée du plan
superficiel extrinsèque, des faisceaux musculaires qui
entourent l'utérus et ses annexes, et qui ont été pré-
cédemment décrits. Ces faisceaux ne suivent pas la
flexuosité du canal, mais se dirigent tout droit et se
continuent avec ceux des ligaments utéro ovariens et
tubo-ovariens, ainsi que du hile de l'ovaire : ce sont
eux qui servent à adapter le pavillon sur l'ovaire. La
tunique muqueuse, qui se confond avec celle de l'u-
térus, est munie d'un épithélium à cils vibratiles. Les
artères proviennent de l'utéro-ovarienne, mais ne se
disposent pas comme celles qui vont à l'ovaire et à
l'utérus.

Utérus. — L'utérus, qui n'est autre chose que la
fusion des deux oviductes, est, comme eux, con-
stitué par trois tuniques : l'externe séreuse, la moyenne
musculaire et l'interne muqueuse. Les éléments essentiels de l'utérus sont des fibres musculaires lisses qui
forment trois plans. Les deux plans profonds sont
assez inextricables, le plan superficiel ou extérieur est
au contraire plus aisé à déterminer, surtout si l'on a
affaire à un utérus de jeunes sujets ; il est disposé en
faisceaux ansiformes qui embrassent le fond de l'organe,
se portent sur les faces antérieure et postérieure,
deviennent transverses à mesure qu'ils descendent,
se prolongent en excavations superficielles dans les
ligaments larges, sur les trompes et dans les ligaments

ronds et ovariques, *entourant les artères et les veines d'anneaux contractiles sur les bords de l'utérus.* Mais le tissu propre de l'utérus n'est pas seulement contractile, il est encore érectile, comme la partie centrale de l'ovaire. C'est encore au professeur Rouget que l'on doit la démonstration de ce point anatomique. D'après lui, pour qu'un organe soit érectile, il suffit qu'il présente un appareil musculaire dans lequel le sang apporté par les artères peut être temporairement retenu dans les capillaires ou dans les veines transformées en sinus caverneux ou plexus rétiforme. Or, dans l'utérus nous trouvons tous les éléments d'un système érectile, comme nous les avons déjà trouvés pour l'ovaire : artères affectant une forme particulière dont le professeur Rouget a seul donné une bonne description, veines variqueuses contournées en spirale et formant très-souvent de véritables réseaux admirables, système musculaire dont la contraction peut arrêter la circulation veineuse et accumuler le sang dans l'organe.

Les artères de l'utérus proviennent en partie des artères ovariennes, elles gagnent les angles supérieurs, puis descendent le long des bords de cet organe, pour s'anastomoser avec les artères utérines, qui avec les branches ovariennes constituent les artères de l'utérus. Ces branches artérielles cheminent d'abord dans le péritoine, *entourées par les faisceaux musculaires qui émanent de l'utérus;* puis, après un certain trajet, plongent dans l'épaisseur de la tunique musculaire, où elles se ramifient et s'anastomosent entre elles avec celles du côté opposé. Toutes ces branches, très-nombreuses, se font remarquer par leur flexuosité en tire-bouchon. Elles ne se distribuent pas d'une manière égale à toutes les parties de l'utérus, le col n'en reçoit presque pas ; au voisinage de l'angle supérieur de l'utérus, au contraire, l'artère utéro-ovarienne fournit tout à coup de douze à dix-huit bouquets d'artères enroulées en spirale, qui couvrent de leurs ramifications toute cette région de l'organe. Les dernières ramifications des artères de l'utérus se distribuent dans la muqueuse utérine et forment au-dessous de l'épithélium un réseau capillaire fin et serré.

Les veines sont remarquables par leur énorme développement ; ce sont de larges canaux creusés dans l'épaisseur de la substance musculaire et fréquemment anastomosés entre eux. On leur a donné le nom de *sinus utérins*, et leur ensemble a été désigné par le professeur Rouget sous le nom de *corps spongieux de l'utérus*. Les sinus utérins occupent tout le corps de la matrice et cessent brusquement au niveau de l'orifice supérieur du col. Outre les sinus utérins, on rencontre dans la paroi de l'utérus des conduits veineux enroulés en spirale, comme les artères, et analogues aux réseaux admirables du gland et du corps spongieux de l'urètre de l'homme. Sur les bords latéraux, les sinus utérins communiquent avec de vastes *plexus* veineux situés dans l'épaisseur des ligaments larges et continus, en bas avec le plexus vaginal , en haut avec le plexus sous-ovarique ; on leur a donné le nom de *plexus pampiniformes.* De ces plexus partent , en bas les veines honteuses , au milieu les veines utérines, en haut les veines ovariennes. Ces dernières vont se jeter, à gauche dans la veine rénale, à droite dans la veine cave inférieure.

Toutes ces parties sont innervées par des rameaux émanant des plexus voisins du grand sympathique.

Étudions maintenant le rôle que jouent, dans l'ovulation et la menstruation , les glandes ovariques , les conduits excréteurs ou trompes utérines , le système musculaire caché par le péritoine, les *formations érectiles* de l'ovaire et de l'utérus.

OVULATION, PONTE, MENSTRUATION. — A l'époque de la puberté, un travail particulier se passe dans les ovaires. Ces organes deviennent alors le siége d'une vitalité plus grande ; la vésicule de de Graaf subit des changements et devient le siége d'une surexcitation qui présente tous les caractères de l'inflammation : ses parois, de diaphanes, deviennent opaques ; le liquide qu'elle renferme augmente de volume; et, tandis qu'avant cette époque on y voyait à peine quelques capillaires , on y observe maintenant des vaisseaux très-nombreux qui donnent à la vésicule une couleur

rouge intense. L'œuf a atteint son complet développement, il agit sur l'ovaire comme corps étranger. La
distension de la glande, qui en est la conséquence,
est le point de départ d'une excitation réflexe, se pro-
pageant à l'appareil musculaire des organes génitaux
internes; les fibres se contractent et, comprimant dans
leur réseau les plexus veineux, obligent le sang à distendre le tissu spongieux : l'érection de l'ovaire se produit, il augmente de volume, ses capillaires deviennent encore plus apparents, du sang ou de la sérosité
se répand dans l'intérieur de la vésicule de de Graaf.
Le moment de l'expulsion est arrivé. Le sommet de
la vésicule s'amincit, et les vaisseaux capillaires, qui
étaient si nombreux, s'atrophient et disparaissent; la
vésicule, d'abord entourée par le stroma, se rapproche
de la surface, puis proémine de manière à former sur
un point de la circonférence de l'ovaire une tumeur
hémisphérique qui peut acquérir le volume d'un œuf de
pigeon, et plus encore. La distension continuant à faire
des progrès, les enveloppes de l'ovaire, aussi bien que
la tunique propre de la vésicule, se rompent sur le
point le plus faible, c'est-à-dire du côté de la cavité
péritonéale, et l'ovule, qui pendant ce travail d'accroissement n'a pas cessé de correspondre au point le plus
superficiel de la vésicule distendue, s'engage aussitôt
à traver la lèvre de la déchirure. La trompe s'empare
ensuite de l'œuf par une adaptation spéciale que Kobelt
considérait comme le résultat d'une véritable érection

de la trompe elle-même. Le professeur Rouget a prouvé l'inexactitude de cette théorie en démontrant que la trompe était justement dépourvue d'appareil érectile. Il a démontré en outre que le déplacement en totalité que subit cet organe est dû à la contraction des fibres musculaires qui unissent l'ovaire à son conduit excréteur, fibres musculaires qui font partie de l'espèce d'atmosphère de tissu musculaire qui entoure les organes internes de la reproduction. Nous rappelons en peu de mots cette disposition de ces fibres musculaires. Le petit ligament qui unit le pavillon à l'ovaire contient des éléments musculaires très-évidents ; on en trouve également dans le feuillet postérieur du ligament large. Les uns se portent en dedans vers l'utérus, les autres s'infléchissent à la hauteur de l'ovaire et viennent s'attacher au pavillon ; il en est enfin qui semblent traverser l'ovaire ou au moins son plexus, puis qui continuent leur trajet dans l'aileron de la trompe, et viennent se perdre dans l'enveloppe contractile de ce conduit. Ces divers faisceaux, en se contractant, impriment à l'oviducte le mouvement de translation qui place son pavillon au contact de l'ovaire.

Or, « lorsque la vésicule de de Graaf est arrivée à un certain degré de développement, la distension des faisceaux propres du stroma est le point de départ d'une excitation réflexe qui se propage à tout l'appareil musculaire des organes génitaux internes.

« Les faisceaux ovario-tubaires se contractent et

appliquent fortement le pavillon sur la vésicule, qui proémine. Les veines, comprimées dans les mailles du réseau musculaire, forcent le sang à refluer et à distendre les corps spongieux ; les vaisseaux de la muqueuse utérine cèdent, *l'écoulement menstruel s'établit*, et tous ces phénomènes persistent tant que le stimulus continue à agir, tant que la paroi de la vésicule résiste au double effort de son contour qui s'accroît, et des faisceaux enveloppants qui réagissent contre la distension. Lorsque, enfin, l'expulsion de l'ovule amène la détente de tout l'appareil musculaire, le cours du sang redevient libre dans les sinus, la distension des corps érectiles diminue peu à peu , et l'hémorrhagie de la muqueuse utérine s'arrête. La ponte s'achève par la migration de l'œuf à travers le canal de la trompe jusque dans l'utérus... » (Rouget.)

L'ensemble de ces phénomènes constitue l'ovulation spontanée, qui se produit chez la femme tous les mois, en dehors de toute excitation sexuelle. Mais on conçoit que l'appareil érectile et musculaire des organes génitaux internes puisse être mis en jeu en dehors de la période menstruelle, par une excitation autre que celle qui a son point de départ dans l'ovaire. C'est ce qui explique les heureux effets du mariage, conseillé dans certains troubles menstruels.

De tout ce qui précède, nous sommes amené à conclure que ce n'est point la menstruation, mais bien l'ovulation, qui est le phénomène caractéristique de la puberté. Nous avons vu l'écoulement menstruel subordonné à la chute de l'ovule, et ces deux phénomènes, quoique intimement unis, peuvent ne pas exister simultanément. C'est ainsi que de jeunes filles ont pu être fécondées sans que leurs règles eussent jamais fait leur apparition.

PATHOLOGIE

> Cet âge est fertile en maladies. C'est
> une de ces étapes où le médecin doit
> longuement s'arrêter. Les maladies des
> femmes commencent alors....
>
> Paul LORAIN ; *Dict. med. et chir.*
> *prat.*, art. AGE.

Après avoir étudié les modifications physiologiques qu'éprouvait l'organisme de la jeune fille à l'époque de l'établissement du flux menstruel, nous devons faire connaître les modifications pathologiques qu'il subit, et, de même que nous avons reconnu l'existence d'une symptomatologie physiologique, nous devons admettre une symptomatologie pathologique, qui précède presque toujours l'établissement de cette importante fonction.

« Chez quelques femmes bien portantes, dit le professeur Courty, aucun trouble particulier n'accompagne le début de la menstruation, dont l'arrivée soudaine et inattendue est une cause de surprise et de crainte. Chez un certain nombre, des troubles généraux et locaux peu importants, de quelques heures au plus, précèdent cette première apparition. Par contre, chez un petit nombre, des accidents plus ou moins graves peuvent se manifester et durer quelques jours, quelques mois, même plusieurs années. Chez la plupart, on observe comme prodromes, un gonflement et un endolorissement des mamelles, une sensation de plénitude et de pesanteur à la région hypogastrique, un météorisme intestinal modéré, des douleurs lombaires, un écoulement vaginal séro-muqueux, enfin un prurit des parties sexuelles. Il n'est pas rare que ces prodromes prennent même un caractère morbide : douleurs abdominales sacrées ou lombaires, parfois très-aiguës; malaise et lassitude générale; dyspepsie, diarrhée, céphalalgie, nervosisme ou névropathies variables, enfin une certaine perturbation morale. Ces malaises se dissipent quand l'écoulement paraît [1]. »

Cette page du professeur Courty résume parfaitement ce que nous pourrions appeler les phénomènes morbides physiologiques de la menstruation, et nous avons cru devoir la citer en entier. Elle nous fait connaître les moindres symptômes d'une crise fatale pour toute jeune fille, symptômes alarmants pour celui qui pourrait en ignorer la cause, et qui deviennent tout à fait secondaires lorsqu'on en connaît l'étiologie.

[1] Courty; Traité pratique des maladies de l'utérus et de ses annexes. Paris, 1866, pag. 323.

Mais l'établissement de la menstruation n'est pas toujours aussi simple, et il arrive souvent que tous les phénomènes morbides ne disparaissent pas avec l'écoulement. Si cette révolution organique peut avoir des effets heureux, en faisant disparaître des affections rebelles, il est plus fréquent de la voir produire des états morbides aussi nombreux que variés. « Alors, dit Paul Lorain, se montre la perversion de l'activité nerveuse sous toutes ses formes : *chorée, dyspepsie et chlorose, hystérie, troubles intellectuels....* A ne prendre que l'appareil génital lui-même : *malformation, imperforation du col, atrésie du vagin, imperforation de l'hymen, épanchements de sang intra-abdominaux (hématocèles), leucorrhée, granulations du col.......* L'utérus subit aussi l'action des diathèses morbides, et la *tuberculisation,* si fréquente dans l'adolescence, y a son retentissement ; de là vient l'*aménorrhée* des phthisiques [1]...... »

Avant d'étudier les diverses maladies qui peuvent affecter la jeune fille pubère, et pour simplifier autant que possible, essayons de mettre quelque ordre dans notre étude, en adoptant une classification simple et facile.

L'écoulement menstruel peut ne pas se faire, et, s'il se produit, il peut être faible ou abondant. De là trois

---

[1] *In* Nouveau Dict. de méd. et chir. prat., article Age.

ordres de troubles de la menstruation, autour desquels viendront se grouper toutes les variétés morbides de l'âge pubère : *aménorrhée, dysménorrhée* et *hémorrhagies utérines*. Cette division, adoptée par le professeur Courty comme éminemment pratique, nous semble remplir parfaitement son but, et c'est sur elle que repose notre étude de la pathologie de la puberté.

AMÉNORRHÉE.

DÉFINITION. — *Aménorrhée*, de α, primitif, μὴν mois, et ῥέω je coule : défaut d'écoulement des règles.

En ne considérant que l'étymologie, nous devons dire que l'aménorrhée est l'*absence complète de l'écoulement menstruel*. Certains auteurs, tels que Monneret et De la Berge, Grisolle, Valleix, ont voulu entendre par aménorrhée, non-seulement l'absence des règles, mais encore la diminution et la difficulté de cet écoulement. Cette définition ne pouvait nous convenir, après la division que nous avons faite des troubles menstruels. Si une analyse trop minutieuse a pu souvent nuire à l'étude facile de certaines maladies, ce n'est pas à dire pour cela qu'il faille faire un abus de la synthèse, en donnant le même nom à l'absence de l'écoulement menstruel et à la difficulté plus ou moins grande que cet écoulement met à se produire.

DIVISION. — Appelé auprès d'une jeune fille pubère,

3

il nous sera toujours facile de diagnostiquer une aménorrhée ; mais la difficulté surgira lorsque nous vou-
drons savoir à quel genre d'aménorrhée nous avons
affaire. Il est donc utile de diviser l'aménorrhée, sans
oublier toutefois le but pratique de cette division.

L'aménorrhée peut être constitutionnelle ou dépen-
dante d'un état général de la constitution ; elle peut
dépendre d'un état local, soit des organes génitaux,
soit d'un viscère quelconque qui réagira sympathique-
ment sur les organes de la génération. De là trois sortes
d'aménorrhée : *aménorrhée constitutionnelle*, *aménorrhée locale* et *aménorrhée sympathique* ou *réflexe*.

AMÉNORRHÉE CONSTITUTIONNELLE.

Nous ne devons pas nous occuper ici des causes qui
hâtent ou retardent la puberté, ce serait entrer dans
le domaine de la physiologie et de l'hygiène, et nous
avons consacré un chapitre spécial à chacune de ces
sciences. Nous ne devons rechercher que les causes
qui retardent la menstruation, lorsque ce retard devient
la source de phénomènes morbides. Pour nous donc,
il n'y aura aménorrhée que lorsque, les divers symptômes de la puberté s'étant manifestés, l'écoulement
menstruel tardera à se faire.

Causes.—Les causes d'aménorrhée constitutionnelle
sont excessivement nombreuses, mais toutes peuvent
se rattacher à la pléthore ou à l'anémie.

Une jeune fille qui sera sous l'influence d'un état de débilité générale ou cachectique profond, que cet état soit causé par une diathèse (cancéreuse, scrofuleuse...) ou une convalescence trop longue (fièvres graves, maladies chroniques....) aura peu de chances de voir évoluer normalement sa fonction menstruelle, surtout si ce mauvais état général est entretenu par une violation complète des lois de l'hygiène. Cette jeune fille ainsi débilitée pourra parfois résister au développement que la puberté imprime à son organisme ; mais lorsque arrivera l'époque fixée pour l'écoulement menstruel, tous ou presque tous les symptômes précurseurs se montreront, et pourtant l'écoulement n'aura pas lieu ; bien plus, il arrivera souvent qu'elle sera atteinte en même temps d'aménorrhée et de chlorose, d'où on a voulu conclure que la chlorose était produite par l'aménorrhée.

Cette question de la production de la chlorose par l'aménorrhée a été longtemps discutée, mais elle est aujourd'hui résolue. La plupart des auteurs admettent, en effet, que la chlorose précède l'aménorrhée, et si l'apparition de ces deux états morbides se fait à la même époque, ils veulent que l'aménorrhée soit produite par la même cause qui a produit la chlorose. L'existence de la chlorose avant la puberté serait souvent méconnue, et s'il est vrai que la jeune fille n'était pas chlorotique, elle le deviendrait par suite d'un accroissement d'activité organique auquel son sang appauvri est incapable de suffire : ce serait donc toujours parce qu'il y aurait chlorose, qu'il y aurait aménorrhée. En effet, traitez la chlorose, l'aménorrhée disparaît; traitez, au contraire, l'aménorrhée, vous n'arriverez qu'à détruire momentanément cet état, et la chlorose persistera toujours.

De même que la chlorose, la pléthore pourra amener l'absence de tout écoulement menstruel ; aussi le tempérament sanguin a-t-il été regardé comme une des causes prédisposantes de l'aménorrhée. On voit souvent des campagnardes robustes ne pas être menstruées à l'époque de la puberté, et même dans les villes, on a observé des jeunes filles soumises à un régime succulent, être dans le même cas.

Le changement de lieu et de régime influe sur l'écoulement menstruel, de la même manière que la chlorose et la pléthore. Transportez de la campagne à la ville une jeune fille, il arrivera souvent que ses règles seront retardées par suite d'une nourriture qui aura pour effet d'amener un état pléthorique ; enlevez à sa famille une jeune citadine que vous enfermerez dans un pensionnat où l'hygiène ne sera pas toujours strictement observée, et l'écoulement menstruel pourra en souffrir.

Il en est de même de l'aménorrhée causée par les troubles de l'innervation. La torpeur ou l'excitabilité exagérée du système nerveux succèdent toujours à un état anémique ou pléthorique, et l'on doit les consi-

dérer plutôt comme effets que comme causes d'aménorrhée. Outre que l'on voit de nombreuses névroses
succéder plus tard à la cessation anormale du flux
menstruel, l'observation a permis de constater que
dans les pays chauds, où le système nerveux est surtout développé, on n'observe que rarement l'aménorrhée chez les filles pubères.

Tous les auteurs admettent la chlorose et la pléthore comme causes d'aménorrhée, et voici comment
on explique leur action. Hufeland [1] veut que, dans la
pléthore, la réplétion outre mesure des vaisseaux,
avec force et rigidité de la fibre, cause l'aménorrhée;
dans l'anémie ou chlorose, le sang manque de qualités
irritantes, et les vaisseaux, ceux surtout de la matrice,
n'ont point assez d'irritabilité. — Chez les femmes
débilitées, disent Monneret et De la Berge [2], le sang,
trop pauvre en fibrine, semble incapable d'imprimer à
l'utérus ainsi qu'aux autres organes une stimulation
nécessaire au libre exercice de leurs fonctions. Dans
la pléthore, au contraire, le sang trop riche en fibrine
se fait obstacle à lui-même, et dérange le flux menstruel.

Dans un excellent article du *Nouveau Dictionnaire
de Médecine* et de *Chirurgie pratiques*, G. Bernutz [3]

[1] Manuel de médecine pratique, trad. Jourdan. Paris, 1848,
pag. 521.
[2] Compendium de médecine pratique, tom. I, pag. 57.
[3] Nouv. dict. méd. et chir. prat., tom. II, pag. 21.

explique de la manière suivante la production de l'aménorrhée.

Sous l'influence d'un état de cachexie ou de débilité
générale, d'une affection aiguë ou chronique, le travail
physiologique menstruel manque, soit complètement,
soit d'une manière incomplète, parce qu'il est entravé
dans l'un de ses actes, c'est-à-dire dans le fluxus ou
dans l'exhalation sanguine qui se produit à la surface
de la muqueuse tubo-utérine. De là deux ordres de
faits : absence extérieure de l'écoulement par suite du
défaut complet ou incomplet du fluxus, congestion
exagérée ou morbide résultant du défaut d'exhalation.
Quatre types d'aménorrhée résument ces divers états :
1° absence de l'ovulation et de tout fluxus (femmes
sans ovaires ou arrivées à la période de consomption
phthisique) ; — 2° ponte ovulaire plus ou moins dé-
fectueuse et pas de congestion (débilité générale s'op-
posant à toute érection menstruelle, ou ovules impropres
à la fécondation ; exemples : chlorotiques, poitrinaires,
convalescences diverses) ; — 3° congestion insuffisante
à produire l'exhalation sanguine normale, qui man-
quera, sera peu abondante ou remplacée par des
flueurs blanches ;—4° défaut d'exhalation à la surface
muqueuse utérine, comprenant : suppression accidentelle de la sécrétion ; — aménorrhées sthéniques
qu'on observe chez certaines jeunes filles robustes,
d'un tempérament sanguin et à système utérin prédo-
minant, chez lesquelles le défaut d'exhalation paraît

uniquement dû à l'exagération de l'orgasme menstruel;
— aménorrhée symptomatique d'une affection aiguë
ou chronique des organes génitaux.

Cette explication de l'aménorrhée basée sur la physiologie nous satisfait complètement, et nous n'hésitons
pas à l'admettre.

Symptômes. — Les symptômes que nous avons
désignés comme précurseurs de la puberté, cessent
généralement si l'écoulement des règles a lieu, tandis
qu'ils prennent un caractère plus prononcé et, loin de
s'amender, s'aggravent si la fonction menstruelle ne
s'établit point. Dans l'aménorrhée constitutionnelle qui
nous occupe, on remarque surtout des phénomènes généraux, troubles nerveux et gastriques de toute sorte :
tristesse, mélancolie, céphalalgie intense, vertiges, perte
de l'appétit, digestions difficiles, diarrhée ; du côté de
la circulation, outre des palpitations fréquentes, on
observe tantôt la faiblesse du pouls, tantôt sa plénitude
complète avec fièvre assez prononcée pour que Trousseau en ait fait un état morbide distinct qu'il nomme
fièvre ménorrhagique [1]. Localement, la jeune fille res-
sent des tranchées utérines plus ou moins vives, des
douleurs lombaires très-intenses, une tension doulou-
reuse à la région hypogastrique, une sensation de

[1] Clinique médicale de l'Hôtel-Dieu de Paris, 2ᵉ édit., tom. III,
pag. 582.

chaleur incommode dans le vagin, une pesanteur
pénible dans le haut des cuisses. Ces symptômes ne
sont pas également prononcés chez toutes les jeunes
filles; mais, quelle que soit leur intensité particulière,
ils sont toujours accompagnés d'une fatigue générale
excessive, de douleurs dans les membres au niveau
des articulations.

Marche. Durée.— La marche et la durée de l'aménorrhée varieront avec les causes qui l'ont produite. Si
la faiblesse de la constitution ou l'existence de maladies
ont produit l'aménorrhée, il sera plus difficile de faire
cesser cet état morbide que si la cause en est dans
un excès de vitalité. La durée dépendra toujours du
traitement plus ou moins énergique qu'on aura fait
subir à la malade, et telle aménorrhée est rebelle qui
aurait pu disparaître si le médecin avait été appelé de
meilleure heure. Quant à préciser cette durée et suivre
l'affection dans sa marche, c'est chose à peu près impossible. Les causes les plus diverses pouvant retarder
l'évolution de la puberté, il n'est guère possible de
connaître la date exacte à laquelle on devrait faire
remonter la maladie, et partant de fixer une durée
même approximative. La marche en est aussi influencée
par l'état général de la manière la plus diverse ; en
sorte que l'observation ne peut noter que la diversité
des phénomènes morbides et des résultats obtenus.

Diagnostic. — « Rien n'est plus obscur, dit Woillez [1],
que le fait du début de l'aménorrhée chez les jeunes
filles pubères.» Cette difficulté de diagnostic est surtout
manifeste pour l'aménorrhée constitutionnelle. Le fait
seul de non-écoulement des règles ne suffit point, en
effet, pour établir un diagnostic exact, car cette absence
de flux menstruel peut être physiologique comme pathologique. Outre que la jeune fille peut présenter un
développement incomplet des ovaires et de l'utérus, il
peut se faire aussi que son état dépende d'une grossesse
survenue même avant l'établissement de la menstruation. Les exemples de ce genre ne sont pas rares, et
le médecin appelé pour une aménorrhée doit toujours
songer à la grossesse, même chez les jeunes filles en
apparence les plus vertueuses ; et, dans le cas où la
grossesse pourrait seule lui expliquer cet état , il
devrait attendre, pour commencer toute médication ,
que la présence ou l'absence de signes stéthoscopiques
vienne enlever toute espèce de doute à cet égard. Inutile de dire que cette conduite ne lui est pas dictée seulement par sa conscience, qui lui reprocherait d'avoir
favorisé une intention coupable, mais encore par l'intérêt même de la malade, dont la santé pourrait souffrir d'un traitement inopportun.

Mais fort heureusement cette cause physiologique
de l'aménorrhée n'est pas la plus fréquente. Dans

[1] Dict. de diagn. méd., pag. 45.

l'immense majorité des cas, on a affaire à des causes
réellement pathologiques, et c'est surtout par la connaissance de ces causes qu'on arrivera à poser un bon
diagnostic. Lorsque tous les signes de la puberté seront
manifestes et que la jeune fille, présentant les symptômes morbides déjà énumérés, nous paraîtra sous
l'influence de la pléthore ou de l'anémie, nous pour-
rons diagnostiquer une aménorrhée constitutionnelle;
mais même alors nous ne saurions agir avec trop de
réserve.

Complications. — Une foule de maladies ont été données comme succédant à l'aménorrhée, et l'on a voulu
rendre cette affection responsable de toutes les autres,
par ce fait seul qu'avec l'aménorrhée disparaissent généralement les divers états morbides. Mais si l'on admet que
l'aménorrhée reconnaît pour causes l'anémie ou la pléthore, c'est-à-dire deux états qui influent sur l'économie
d'une manière malheureusement si variée, on remarquera que la persistance de l'aménorrhée dépendra de
la persistance de la cause qui l'a produite. D'où il faut
conclure que si l'économie devient le siége de diverses
maladies, ce n'est pas l'aménorrhée, mais l'état général
que l'on doit accuser. L'aménorrhée précède généralement tout autre état morbide, parce qu'elle est la manifestation la plus simple de l'état général, et ce n'est
que lorsque cet état général n'est point modifié, et qu'il
est au contraire aggravé, que d'autres désordres appa-

raissent : c'est un symptôme qui est primitif parce qu'il est moins sérieux.

Passons maintenant en revue les diverses complications de l'aménorrhée. Suivant que nous aurons affaire à une aménorrhée sthénique ou asthénique, il nous sera donné d'observer des maladies causées par la pléthore ou l'anémie. Dans le premier cas, des congestions sanguines vers la tête, le cœur, les poumons, l'estomac, le foie, la rate et les organes génitaux, des hémorrhagies dites supplémentaires ou règles déviées [1] ; dans le

[1] Ces hémorrhagies peuvent se faire par les points du corps les plus variés. Pour ne point être surpris par un phénomène de ce genre, il est bon de connaître le tableau suivant de M. Puech (de Nimes), résultant de 200 observations rassemblées par lui dans un mémoire qui a pour titre : Atrésie des voies génitales de la femme. Paris, 1864.

Hématémèse	32
Mamelles	25
Hémoptysie	24
Épistaxis nasales	18
Membres inférieurs	13
Intestins, hémorrhoïdes	10
Yeux, paupières, caroncules lacrymales	10
Tronc, aisselles, dos, parois de la poitrine	10
Alvéoles dentaires	10
Hématurie	8
Mains et doigts	7
Cuir chevelu	6
Conduit auditif	6
Ombilic	5
Glandes salivaires ou muqueuse buccale	4
Joues	3
Siéges divers	8

second, la chlorose, des névroses convulsives (hystérie, chorée) et des troubles intellectuels, des paralysies, des névralgies, des formes variées de dyspepsie. Dans les deux cas on peut observer l'anasarque et l'ascite.

AMÉNORRHÉE LOCALE.

Nous faisons entrer dans l'aménorrhée locale la rétention menstruelle des auteurs due à une cause purement mécanique, et l'absence complète de menstruation par suite d'un vice local congénital ou acquis des organes génitaux.

Causes. — La production des règles pourra ne pas avoir lieu si l'utérus ou ses annexes ont eu à subir un arrêt de développement ; leur écoulement pourra aussi ne pas se faire à la vulve s'il existe un vice de conformation de ces mêmes organes [1] : dans les deux cas, l'aménorrhée pourra être congénitale. D'autres fois le flux menstruel ne se montrera pas à l'époque de la puberté, quoique les organes génitaux soient d'une conformation parfaite : la cause en serait alors dans des altérations morbides de l'utérus lui-même (atonie, inflammation, leucorrhée, granulations, ulcères, lésions organiques...) ou de ses annexes. Ces causes, qui agissent souvent sur la menstruation des femmes qui ne

[1] Courty, *loc. cit.*; Développement et anomalie, p. 18 et suiv.

sont plus pubères, ne peuvent entrer dans l'étiologie de l'aménorrhée locale de la puberté, que comme tout à fait secondaires. Leur manifestation n'étant, le plus souvent, que la conséquence d'un état général, il est facile de comprendre que si parfois cette manifestation locale avait lieu de bonne heure, elle serait subordonnée au trouble constitutionnel, véritable cause de l'aménorrhée. Quant au traumatisme dû à une opération obstétricale ou autre, c'est à peine si l'on doit le mentionner dans cette étiologie.

Nous allons nous occuper spécialement des arrêts de développement des divers organes génitaux, et de leur malformation congénitale ou accidentelle.

L'absence congénitale des ovaires a été désignée par la plupart des auteurs comme cause d'aménorrhée. Joulin [1], qui partage cette opinion, fait intervenir la pathologie au secours de la physiologie : il cite deux observations empruntées à Percival Pott, qui vit les règles se supprimer après une double ablation des ovaires herniés; et à Frédéric Bind, qui fit une double opération d'ovariotomie chez une femme dont les règles ne reparurent plus. Raciborski [2] nous cite des *castrats* femelles des environs de Bombay qui furent observées par Roberts comme n'étant jamais réglées. Aussi nous partageons l'avis du Dr Fritz [3], qui ne veut pas accep-

---

[1] Traité complet d'accouchements, pag. 110.
[2] De la puberté et de l'âge critique chez la femme, etc., p. 100.
[3] *In* Dict. encycl. des sciences médicales, art. *Aménorrhée*.

ter l'assertion contraire du professseur Kœberlé, avant
que l'autopsie n'ait établi la réalité de l'ablation complète de l'ovaire sur deux de ses opérées.

L'utérus, comme l'ovaire, peut manquer ; mais, dit
Vidal (de Cassis)[1], l'absence complète de cet organe
est très-rare, et l'on en trouve toujours quelques rudi-
ments, Dans tous les cas , l'écoulement menstruel
n'aura pas lieu ; il n'aura pas lieu davantage si la
femme dépourvue d'utérus est pourvue d'ovaires. Dans
ce cas de présence de l'ovaire et d'absence de l'utérus,
que Engel et Dupuytren ont observé, Négrier[2] signale
l'existence incontestable du travail menstruel. Il a été
donné au professeur Courty d'observer une jeune dame
atteinte d'aménorrhée , et chez laquelle il put constater l'absence de l'utérus ; « cependant, dit-il, elle ne
manquait ni d'ovaires , ni de molimen menstruel , ni
de désirs érotiques , ni de perception du sentiment
voluptueux[3].»

Citons encore l'arrêt de développement complet ou
incomplet du vagin et des parties sexuelles en général,
cause que Morgagni[4] avait notée, sans lui attribuer
pourtant l'absence des règles.

---

[1] Traité de pathologie externe, 5e édit., tom. V, pag. 352.

[2] Recherches anatomiques sur les ovaires de l'espèce humaine.
Paris, 1840.

[3] Loc. cit., pag, 352. Dernièrement, un nouveau cas d'aménorrhée par suite d'absence de l'utérus s'est présenté au professeur
Courty, qui a bien voulu nous le communiquer.

[4] Épist. XLVII, § 2.

Lorsque l'arrêt de développement est par trop incomplet, l'écoulement menstruel n'est pas empêché. Chaussier[1] a observé une femme, mère de dix enfants, qui ne présentait qu'un ovaire et qu'un utérus.

Passons maintenant à l'étude des malformations congénitales ou accidentelles, comme cause d'aménorrhée.

Dans les malformations congénitales, nous trouverons l'oblitération du col de l'utérus et de la partie interne du vagin, l'imperforation de la membrane hymen et l'adhérence des grandes comme des petites lèvres, enfin l'ouverture du vagin dans un lieu anormal : dans le rectum (Barbaut[2]), dans la vessie (Maret, de Dijon), près de l'anus (Vidal, Nélaton), au-dessus du pubis (Morgagni et Stegmann.)

Tous ces vices congénitaux se présentent assez rarement ; le plus souvent c'est une cause accidentelle qui produit les diverses imperforations ou atrésies dont nous venons de parler. Les divers désordres provoqués par le viol consommé sur une jeune fille, des corps étrangers de toute sorte introduits dans le vagin par un enfant ayant des habitudes vicieuses, même de simples attouchements souvent répétés des parties génitales, pourront amener une phlegmasie

[1] Bulletin faculté méd., 1818.
[2] Cours d'accouchements, tom. II, pag. 745.

adhésive, soit du col, soit du vagin ou de la vulve, et l'atrésie pourra s'ensuivre. Une cause encore plus fréquente d'atrésie dans le jeune âge, c'est une brûlure ou une chute avec déchirures et excoriations.

Une seule de ces causes, qu'elle soit congénitale ou accidentelle, suffit pour produire l'aménorrhée, et les observations de ce genre ne sont pas rares dans la science. On a surtout observé l'imperforation de l'hymen, et le Dr Puech[1]) de Nimes) a pu réunir cent cinquante et une observations de ce genre. Plus rarement on a observé des vices de conformation portant sur plusieurs points à la fois. Le professeur Richet cite l'observation d'une jeune fille, infirmière de son service, présentant une imperforation de l'hymen, une absence d'une portion du vagin et une atrésie du col utérin [2].

Pour en finir avec cette étiologie, disons que l'atrésie génitale pourrait être causée par des cautérisations (Williams [3], Rygby), par la diphthérie, la scarlatine et la rougeole (Courty), surtout par la variole (Scanzoni [4], Courty).

Symptômes. — Dans l'aménorrhée constitutionnelle, nous avons signalé surtout des phénomènes généraux, tandis que dans l'aménorrhée locale, des phénomènes

[1] Atrésie des voies génitales de la femme. Paris, 1864.
[2] Traité pratique d'anat. médico-chirurg., 3e édit., pag. 852.
[3] *London, med. Gazette.* Extr. Bullet. thérap., 1850, p. 329.
[4] Traité des maladies des organes sexuels, 1858, pag. 416.

généraux analogues existent , mais sont subordonnés aux phénomènes locaux. Si les ovaires manquent, on remarquera peu de troubles de l'économie, l'absence complète d'écoulement menstruel étant pour ainsi dire le seul symptôme à noter. Si, par contre, l'hémorrhagie menstruelle, qui a pu se produire, ne peut s'écouler au dehors , les symptômes les plus variés accompagneront cette rétention des menstrues. L'atrésie du col utérin amènera une distension de l'utérus, qui augmentera de volume par saccades à chaque période menstruelle, et formera ainsi une tumeur abdominale dont l'augmentation progressive a été la cause de bien des mécomptes pour de malheureuses filles, incapables d'être mères et pourtant accusées d'être enceintes. D'autres fois on remarquera une tumeur vulvaire due à l'accumulation du sang dans le vagin : la membrane hymen imperforée fera saillie au dehors, et présentera même parfois certains points noirâtres, signes non équivoques de rétention menstruellle. Il peut même se faire que le sang, accumulé déjà dans le vagin, vienne aussi remplir la matrice, et enfin se déverser dans la cavité péritonéale par les trompes de Fallope. Outre les troubles nerveux causés par la compression du plexus sacré, on peut donc observer des symptômes de péritonite. Un symptôme qui fait rarement défaut et qui est même le premier à se manifester, est la gêne et la fréquence dans l'émission des urines et des matières fécales.

4

Marche. Durée. — Ici, comme partout, la cause influe sur la marche et la durée de la maladie. Si les organes nécessaires à la menstruation font défaut, il est évident que l'aménorrhée persistera toujours ; si, au contraire, l'aménorrhée reconnaît pour cause un obstacle purement mécanique, on peut espérer de la faire cesser tout à fait. « La nature, dit G. Bernutz [1], par un effort sublime, mais trop exceptionnel, amène la rupture de la membrane obturante et l'expulsion curatrice du sang contenu ; mais le plus souvent, parce qu'elles ont réclamé trop tard les secours du médecin, on voit d'infortunées jeunes filles succomber à une péritonite pour ainsi dire foudroyante, qui avait donné lieu parfois à un commencement de poursuites judiciaires et fait ordonner l'autopsie. La mort dans ce cas était le résultat du passage du sang dans la cavité abdominale. » Disons pourtant que si la nature opère rarement une guérison spontanée, il est rare aussi d'observer une terminaison funeste, car le médecin appelé à temps guérira presque toujours ces rétentions menstruelles.

Diagnostic. — Les symptômes caractéristiques de cette affection permettront d'arriver à un diagnostic précis, pour peu que l'on apporte de soin dans son examen. L'absence complète des signes extérieurs de

[1] *In* Nouv. dict. méd. et chir. pratiques, tom. II, pag. 8.

la puberté, sans aucune autre cause appréciable d'a-
ménorrhée, pourront par exclusion nous faire diagnostiquer l'arrêt de développement des ovaires. Quant aux
autres causes d'aménorrhée locale, la science du diagnostic est assez avancée pour ne pas les laisser ignorer. Il est vrai que le médecin a souvent à lutter contre
une pudeur mal entendue, et que les divers moyens
d'exploration dont il peut disposer ne lui sont ainsi
d'aucune utilité ; mais généralement la douleur finit
par triompher de cette résistance, et il peut alors se
livrer à un examen sérieux et complet. Par la simple
vue, le praticien reconnaîtra une atrésie vulvaire,
qu'il pourra souvent faire disparaître par une simple
traction opérée sur les grandes lèvres. La vue et le
doigt, en lui apprenant la forme et le volume de la
tumeur, lui permettront de ne pas méconnaître une
imperforation de l'hymen : ce n'est qu'en agissant à
la légère, qu'on avait pu diagnostiquer une descente
de matrice ou une poche des eaux. Il faudra avoir recours au toucher vaginal, et parfois au toucher vaginal
et au toucher rectal combinés, pour reconnaître une
tumeur par suite d'imperforation du vagin ; outre
qu'il sera impossible d'atteindre le col de l'utérus par
le toucher vaginal, on pourra sentir dans le rectum
une tumeur proéminente parfaitement appréciable. Le
diagnostic de l'atrésie du col exige que le spéculum
vienne en aide au toucher. On pourra ainsi voir le
col imperforé, et noter sa couleur, en même temps

qu'on aura noté son effacement plus ou moins complet. L'usage du stylet ou du cathéter utérin serait nécessaire pour s'assurer de l'imperforation du col à sa partie interne.

Pour ce qui est du diagnostic de la tumeur hypogastrique, il ne nous sera pas permis d'attribuer ce développement du ventre à une autre cause que la rétention menstruelle. Nous avons déjà dit qu'elle se développait par *saccades menstruelles ;* ajoutons que l'*absence de signes stéthoscopiques,* le *son mat* que donne la percussion, « sa *consistance pâteuse* avec sensation d'une ondulation ne produisant pas un contre-coup net [1], » doivent éloigner toute idée de grossesse, de physométrie ou d'ascite.

N'oublions pas de dire que le spéculum nous sera d'un grand secours pour diagnostiquer une phlegmasie locale quelconque, des granulations du col, des ulcères ou des lésions organiques.....

Complications. — On peut signaler comme complications les écoulements sanguins ou leucorrhéiques par les organes génitaux ; rarement l'hystérie, et peu souvent la chlorose, qui n'est pas redoutable; « car, dit le professeur Courty, elle enraye le développement de la tumeur hypogastrique et empêche les accidents de grandir » . La déviation des règles qu'on observe a,

---

[1] Courty, *loc. cit.*, pag. 372.

comme la chlorose, une action heureuse. Notons encore l'altération de la tumeur sanguine, qui, arrivée à
la suppuration, se fraye une issue dans les organes
voisins, dans le rectum (Bernutz), ou dans la vessie
Désormeaux); mais cette action curatrice n'est que
momentanée, car ces fistules s'oblitèrent le plus souvent, si tant est qu'elles n'amènent pas la mort.

Tous ces phénomènes ne sont pas pour ainsi dire des
complications de l'aménorrhée locale, quoique devant
être pris en considération. La seule complication réellement fâcheuse qu'on ait à redouter, c'est l'épanchement
du sang dans la cavité péritonéale, c'est-à-dire la formation d'une hématocèle péri-utérine ou rétro-utérine.
Que cette formation soit due à l'écoulement du sang par
les trompes (Bernutz et Goupil), qu'on en reconnaisse
la cause dans la rupture du plexus ovarique (Richet),
il n'en est pas moins vrai qu'on a une tumeur dont la
présence peut amener dès désordres très-graves que l'on
doit conjurer [1].

AMÉNORRHÉE SYMPATHIQUE OU RÉFLEXE.

L'aménorrhée que nous appelons sympathique ou
réflexe est produite par une lésion locale siégeant dans
un point de l'économie autre que l'utérus et ses annexes.

---

[1] Nous renvoyons aux traités spéciaux, et entre autres à la thèse
de notre ami le D* Th. Solon, sur l'*Hématocèle péri-utérine dite
cataméniale*. Montpellier, 1867.

Son existence ne peut être mise en doute, et l'étude à laquelle nous allons nous livrer va confirmer notre assertion.

Causes. — Jusqu'à présent nous avons toujours trouvé une cause matérielle sensible pour nous expliquer l'aménorrhée constitutionnelle ou l'aménorrhée locale des organes génitaux. Mais il peut se faire que la jeune fille soit arrivée à l'époque de la puberté sans voir apparaître ses règles. L'examen le plus minutieux ne découvre rien dans l'état local de l'utérus ou de ses annexes ; aucun vice constitutionnel n'existe non plus pour nous donner l'explication de ce phénomène morbide. Nous ne voulons pas parler de ces cas où l'épuisement de l'organisme a provoqué le développement d'une diathèse qui se manifestera par des tubercules et des lésions cancéreuses, scrofuleuses ou autres.... Évidemment la lésion diathésique agira sur l'aménorrhée, mais elle n'en aura pas été la cause provocatrice ; elle ne sera, comme elle, que symptomatique d'un état général. Il n'y avait qu'anémie, et nous avons maintenant consomption ; c'est une source d'épuisement pour un organisme déjà faible : de là, persistance de l'aménorrhée. — Nous voulons au contraire parler de ces cas où l'écoulement menstruel ne se fait point, sans que rien pour cela n'ait entravé la marche des phénomènes précurseurs de la puberté. Une cause quelconque aura pourtant produit cet état ; cette cause existe en effet assez souvent, et nous n'hésitons pas à l'expliquer par l'action réflexe.

L'état de l'utérus, on le sait, influe d'une manière marquée sur l'état général. A ne considérer que les paralysies réflexes des membres inférieurs, si bien étudiées par Brown-Séquard [1], nous voyons l'importance capitale que les affections utérines ont dans le diagnostic et le traitement des paraplégies. Si l'on reconnaît que l'utérus agit sur l'économie par action réflexe, pourquoi ne pas reconnaître qu'un organe quelconque peut réagir sur lui de la même manière? La physiologie nous ayant montré que tous les nerfs étaient tantôt sensitifs, tantôt moteurs [2], il n'y a rien que de très-naturel à admettre cette réciprocité d'influence. L'observation vient du reste à l'appui de cette manière de voir. Sans parler des convulsions, des hyperémies et des anémies réflexes des autres organes, et sans qu'il soit besoin de recourir à l'analogie, on peut citer la stérilité réflexe observée et admise par Baker-Brown [3], stérilité réflexe qui a été observée par le professeur Courty chez une

[1] Leçons sur le diagnostic et le traitement des principales formes de paralysie des membres inférieurs, par Brown-Séquard, trad. de l'anglais par Rich. Gordon, avec introd. sur la physiologie des actions réflexes empruntée aux leçons du professeur Ch. Rouget. Paris, 1865, pag. 84.

[2] Rouget ; Leçons orales, 1866-1867.

[3] *Surgical disease of Women,* pag. 255. London, 1861.

jeune dame stérile à cause d'une fissure à l'anus, dont la guérison la rendit féconde[1].

L'action réflexe qui se produit sur l'utérus par l'excitation du mamelon est bien connue, dit Joulin. Aussi les auteurs anglais recommandent-ils de donner sans retard au nouveau-né le sein de la mère, dans le cas d'inertie de l'utérus. L'action du froid sur l'abdomen, l'irritation du rectum et du vagin, excitent également la contractilité de l'utérus.[2]. Les faits venant appuyer la théorie, nous ne pouvons pas ne pas reconnaître l'action réflexe d'un organe sur l'utérus. Cela admis, étudions les diverses causes qui pourront agir sur l'utérus d'une manière réflexe.

Le froid et l'arrêt de la transpiration cutanée, en agissant sur la muqueuse bronchique ; une indigestion, la présence de vers intestinaux, même un purgatif intempestif, en irritant l'estomac ou les intestins; en un mot l'état morbide d'un viscère quelconque, peuvent s'opposer à l'écoulement des règles, ou amener leur cessation brusque. Une émotion morale trop vive, la joie ou la tristesse, la colère ou la peur, peuvent aussi, en troublant le système nerveux, être des causes d'aménorrhée, surtout si ces causes agissent pendant le premier écoulement menstruel. C'est aussi l'action réflexe qui nous expliquera l'action d'un traumatisme

---

[1] Courty; *loc. cit.*, pag. 1017.
[2] Joulin; *loc. cit.*, pag. 371.

résultant d'une chute ou de coups donnés à une jeune fille par une main brutale.

. *Symptôme. Diagnostic. Durée.* — On constate l'absence de l'écoulement menstruel , et en même temps que l'on remarque des signes non équivoques de puberté , on observe une des causes si variées que nous avons fait entrer dans notre étiologie. Si un examen minutieux n'a pas permis de trouver la moindre cause appréciable autre que l'affection existante, on sera en droit de diagnostiquer une aménorrhée réflexe, et la disparition de la maladie par suite du traitement de la cause elle-même prouvera la justesse du diagnostic.

Quant à la durée, il est inutile de dire qu'elle variera avec l'étiologie. Une aménorrhée dépendant de la présence de vers intestinaux disparaîtra avec leur expulsion ; celle qui sera sous la dépendance d'une simple irritation des bronches ou de l'estomac disparaîtra aussi avec la cause qui l'a produite, La durée la plus longue est souvent pour les aménorrhées succédant à un trouble moral ; elles peuvent persister pendant des années et même pendant toute la vie sexuelle de la femme, ou, si l'écoulement sanguin vient à se montrer, il est des plus irréguliers.

TRAITEMENT DE L'AMÉNORRHÉE [1].

Nous avons étudié l'aménorrhée seulement au point de vue des causes et du diagnostic, sans nous occuper de son traitement. Après chaque espèce d'aménorrhée nous aurions pu, il est vrai, indiquer le traitement convenable; mais ce traitement est tellement varié, suivant qu'on a affaire à une aménorrhée générale ou à une aménorrhée locale, que nous avons cru ne devoir nous en occuper qu'après la connaissance complète des diverses variétés de cette affection. L'emploi ou l'exclusion de tel ou tel moyen n'en sera que mieux compris lorsqu'on trouvera rapprochées leurs applications diverses.

Tout traitement rationnel devra être dirigé contre la cause de l'aménorrhée; aussi nous devrons nous adresser, tantôt à l'état général, tantôt à l'état local, et, dans ce dernier cas, nous aurons à traiter, soit les organes génitaux eux-mêmes, soit un point quelconque affecté de notre organisme. C'est, on le voit, la même division que pour l'étude de la maladie elle-même.

[1] Pour le traitement de l'aménorrhée, comme pour celui des autres maladies utérines, nous renvoyons volontiers à l'ouvrage déjà cité du prof. Courty. La fréquentation de la Clinique chirurgicale nous a permis de profiter des leçons et de l'expérience du maître, et nous ne pouvons aujourd'hui, en disant ce que nous avons vu, que répéter souvent ce qui est dans son ouvrage.

AMÉNORRHÉE CONSTITUTIONNELLE.— Reconnaissant pour cause première de l'aménorrhée constitutionnelle la pléthore ou l'anémie, il faudra nous adresser à ces deux états, tout en nous occupant des divers symptômes qui donneraient de l'inquiétude.

Quand nous aurons diagnostiqué une aménorrhée pléthorique, l'indication sera de diminuer la plasticité du sang et d'enlever le trop plein. des vaisseaux. Si la malade est soumise à un régime azoté, on changera son alimentation, et c'est au règne végétal qu'on empruntera sa nourriture. Des émissions sanguines seront de mise ; générales d'abord, elles devront enuites être localisées, pour agir d'une manière plus directe sur les organes génitaux. Des ventouses, des sangsues à la partie interne des cuisses, des purgatifs drastiques (aloès, jalap, gomme gutte...), et comme adjuvant des pédiluves chauds et mieux encore sinapisés, des sinapismes aux membres inférieurs, les médicaments dits emménagogues (rue, sabine, seigle ergoté), seront employés. Ces divers moyens favoriseront la fluxion du côté des organes génitaux. Une préparation emménagogue que nous recommandons est la suivante : Rue, sabine, seigle ergoté $\bar{a}\bar{a}$ 5 centigrammes, aloès de 2 à 5 centigrammes ; mêlez en 1 pilule ; prendre le premier jour 3 pilules, le deuxième 6 et le troisième 9 (Courty).

Si c'est au contraire une aménorrhée par anémie que nous a révélée le diagnostic, il faudra user d'une autre médication ; éloigner toute espèce de cause débilitante ; donner une bonne alimentation aux malades qui se nourrissaient mal, du soleil et de l'air à celles qui en étaient privées, et à cela ajouter des toniques francs (quinquina) et des ferrugineux. Si la malade a plus que de la faiblesse, si elle est sous une influence scrofuleuse, prescrire l'huile de foie de morue, les bains de mer... Si l'on a affaire à une diathèse tuberculeuse ou cancéreuse, employer toujours la médication tonique. Mais dans une aménorrhée par anémie, se bien garder d'user des émissions sanguines, même locales, pour appeler le flux menstruel vers les organes génitaux : employer seulement les révulsifs (sinapismes, bains de pieds sinapisés...), et plus tard les emménagogues, lorsque la constitution sera sensiblement améliorée.

Dans les deux cas, combattre les symptômes par des moyens appropriés, et, si on observe des phénomènes nerveux sérieux, faire usage des calmants, des antispasmodiques, car la malade souffre et ne peut attendre l'effet du traitement général.

AMÉNORRHÉE LOCALE.— Dans l'aménorrhée locale par arrêt de développement, nous n'avons qu'à traiter les complications, heureusement fort rares. Mais lorsque l'aménorrhée dépend d'un vice de conformation des organes génitaux ou d'un état morbide de ces mêmes organes, nous devrons avoir recours à des

moyens purement médicaux ou à des moyens chirur-
gicaux.

Si l'aménorrhée est causée par une atonie de l'utérus,
on pourra employer l'hydrothérapie locale, l'électricité,
les injections excitantes (lait et ammoniaque); mais le
moyen le plus sûr, parce qu'il est le plus physiologique, c'est le coït, qui donne à l'utérus l'excitation la
plus favorable. Richet explique cette action, en disant
que l'abondance de la menstruation est en raison directe du volume de l'utérus, qui est plus volumineux
chez les femmes mariées : d'où il s'ensuit qu'on a
raison de conseiller le mariage[1]. L'inflammation de
l'utérus se traitera par des émissions sanguines locales,
des bains de siége, des bains généraux, des cataplasmes
chauds sur le ventre, des lavements ; l'état spasmo-
dique, par les préparations de belladone, de jusquiame,
d'aconit, tant à l'intérieur qu'à l'extérieur. Les autres
états morbides qui pourraient se présenter, seront
traités par des moyens appropriés. Dans tous les cas,
on aura des adjuvants puissants dans les emménagogues.

Étudions maintenant les divers traitements chirur-
gicaux employés pour les vices de conformation. Il
existe toujours un obstacle qui s'oppose à l'écoulement
des règles, et il faut le faire disparaître. Lorsque le

[1] Richet; *loc. cit.*, pag. 712.

vice de conformation, congénital ou accidentel, a été
reconnu de bonne heure, le moment le plus opportun
pour l'opération, c'est l'époque qui précède les pre-
mières règles. Si, au contraire, la cause de l'aménorrhée n'a été connue qu'après la période pubère, on
devra n'opérer la malade que dans l'intervalle de deux
menstruations, et à l'époque la plus éloignée du travail
menstruel : on sera ainsi dans les meilleures conditions
pour éviter toute inflammation, dont la conséquence
pourrait être une pelvi-péritonite souvent mortelle. Toujours est-il qu'on ne doit pas perdre un temps précieux,
car toute temporisation, outre qu'elle est inutile, peut,
en laissant s'accumuler le sang, favoriser la distension
des organes génitaux, complication toujours fâcheuse.

« Toutes les fois qu'on se proposera d'opérer une
malade atteinte d'atrésie génitale, dit le professeur
Courty, on aura nécessairement pour but de donner
issue au sang retenu derrière l'obstacle, et de main-
tenir la liberté de cette issue. » Des deux méthodes
employées pour atteindre ce but, nous préférons la
méthode directe à la méthode indirecte. Attaquer la
tumeur par l'abdomen, la vessie et le rectum, c'est
créer une fistule toujours désagréable, dont l'existence,
il est vrai, peut faire cesser la rétention menstruelle,
mais qui laisse la femme toujours incapable de devenir
mère. Du reste, le danger de l'opération n'est pas
atténué, car, dit avec raison le professeur Courty, on
peut percer deux fois la séreuse péritonéale. Nous n'i-

miterons donc pas MM. Scanzoni, Baker-Brown dans cette pratique ; nous emploierons la méthode directe, et, laissant de côté les caustiques, d'un maniement peu facile et d'une circonscription toujours difficile, nous nous servirons du bistouri, que nous avons pu voir donner les meilleurs résultats entre les mains du chirurgien de Saint-Éloi.

Nous renvoyons au Traité de notre Maître, où se trouve exposé avec détail tout ce qui est relatif aux dispositions antérieures de l'opération, au manuel opératoire et au pansement. Nous nous contenterons d'indiquer ici le vice de conformation et l'opération à laquelle il a donné lieu.

L'atrésie vulvaire congénitale est très-rare, car le Dr Bouchacourt, d'après le professeur Richet [1], aurait confondu de simples adhérences, suite de vulvite, avec les vraies atrésies vulvaires. Au point de vue du traitement, cette distinction a son importance ; car, si la méthode de décollement triomphe d'une simple adhérence inflammatoire, il est indispensable d'avoir recours à une incision avec le bistouri, si l'on a affaire à une véritable atrésie de la vulve.

L'imperforation de l'hymen demandera une ponction avec un trocart, puis une incision cruciale avec excision des lambeaux pour empêcher toute cicatrisation ; une mèche sera appliquée ensuite entre les lèvres sai-

[1] Richet ; *loc. cit.*, pag. 853.

gnantes de la plaie. C'est le procédé qu'emploient les professeurs Richet[1] et Sédillot[2]. Le professeur Courty met en pratique un procédé proposé par le Dr Puech, comme mettant à l'abri des accidents nerveux : on fait bomber l'hymen, et, saisissant le centre avec des pinces, on emporte un lambeau linéaire avec des ciseaux courbes ou un bistouri ; une sonde élastique suffisamment garnie sert à obturer l'ouverture.

Si le vice de conformation existe dans le vagin, il peut tenir à un obstacle membraneux qui sera détruit comme l'hymen, ou bien il peut y avoir une adhésion assez étendue des parois vaginales. Dans ce dernier cas on devra, avant de rien tenter, explorer les parties avec soin, introduire le doigt dans le rectum et une sonde dans la vessie, de manière à pouvoir constater la présence ou l'absence de l'utérus par le plus ou moins de rapprochement de ces deux organes. Cela fait, on cherchera à décoller avec le doigt en s'aidant d'incisions médianes, et finalement on emploiera le bistouri ou le trocart lorsqu'on aura senti la proximité de la tumeur sanguine. Amussat[3] et Patry[4] ne faisaient intervenir l'instrument tranchant qu'en dernier lieu ; aussi l'opération demandait plusieurs séances, et partant un laps de temps assez long, dix à quinze jours.

---

[1] Richet ; *loc. cit.*, pag. 777.
[2] Traité de médecine opératoire, 3e édit., tom. II, pag. 472.
[3] Gazette médicale, 1835, pag. 785 et suiv.
[4] Gazette des hôpitaux, 1861, pag. 69.

Toutes les malades ne peuvent se soumettre autant de fois à ces manœuvres opératoires, et malgré son vif désir de guérir, fait observer le professeur Courty, une opérée de Bernutz se découragea après cinq tentatives. L'emploi combiné des incisions et du décollement, dû à Dupuytren, jouit de l'immense avantage de n'exiger qu'une seule séance : c'est celui auquel nous nous arrêterions.

Dans l'atrésie du col, on peut se servir du trocart ou du bistouri. Si l'on se sert d'un trocart courbe, comme le veut Sédillot, on doit recourir ensuite à des incisions avec le bistouri pour élargir l'ouverture. Il est donc plus simple de faire la ponction avec un bistouri étroit et pointu, comme le fait le professeur Courty, et ensuite, avec ce même bistouri, que l'on fait glisser sur une sonde cannelée, de pratiquer des incisions en divers sens. Quel que soit l'instrument employé, on doit toujours faire pénétrer dans l'ouverture une sonde en caoutchouc, pour tenir écartées les lèvres de la plaie.

Ce traitement chirurgical de l'aménorrhée locale, le seul efficace assurément, n'est pas, on le voit, d'une application trop difficile. Mais il ne faudrait pas, de la simplicité de l'opération, en conclure un pronostic toujours favorable. On ne doit pas oublier les funestes conséquences qui peuvent s'ensuivre : une péritonite hémorrhagique (Maisonneuve [1]), une infection putride

---

[1] Gazette des hôpitaux, 1862, pag. 69.

(Michon [1]), une pelvi-péritonite purulente (Textor [2]),
une gangrène du vagin (Courty [3]).

AMÉNORRHÉE RÉFLEXE. — Lorsque la cause de l'a-
norrhée réflexe aura été connue, on devra s'adresser
directement à elle, sans tenir compte du non-écoulement des règles. C'est dire combien peut varier le
traitement à opposer à ce genre d'aménorrhée ; aussi
ne faisons-nous qu'indiquer la manière dont on doit se
conduire, ne pouvant pas passer en revue les traitements de tant d'affections diverses. Disons seulement,
qu'ici encore, toute temporisation mal entendue serait
nuisible à la malade.

DYSMÉNORRHÉE.

La dysménorrhée ($\delta\upsilon\varsigma$, difficilement, et de $\mu\eta\nu$, mois
et de $\rho\epsilon\omega$, je coule , écoulement difficile des règles),
est une affection caractérisée par la difficulté de l'é-
coulement menstruel. Comme l'aménorrhée, elle reconnaît pour cause un état général ou un état local.
Nous verrons même que la plupart des causes de la
dysménorrhée auront déjà figuré dans l'étiologie de
l'aménorrhée, très-souvent le traitement sera le même,

[1] Cité par Bernutz ; in Nouv. Dict. méd. et chir. prat.
[2] Gazette médicale, 1847, pag. 850.
[3] Loc. cit., pag. 383.

les symptômes morbides auront même beaucoup de ressemblance, et cependant nous n'hésitons pas à traiter de la dysménorrhée dans un chapitre spécial. Voici quelques caractères distinctifs de ces deux états morbides :

Aménorrhée.	*Dysménorrhée.*
Pas d'écoulement menstruel.	Écoulement menstruel.
Parfois absence complète de signes particuliers.	Toujours symptômes caractéristiques de la puberté.
Pléthore ou anémie.	Pléthore ou anémie, mais avec moins d'intensité.
Imperforation complète.	Simple rétrécissement.

Aménorrhée et dysménorrhée sont donc deux maladies qui, pour avoir de l'analogie, n'en sont pas moins parfaitement distinctes. Nous devons pourtant reconnaître combien elles ont de rapports entre elles, et dans l'étude de la dysménorrhée nous devrons toujours nous rappeler ce que nous avons dit dans le chapitre précédent.

DYSMÉNORRHÉE CONSTITUTIONNELLE.

Toute cause débilitante ne permettant pas la congestion suffisante des ovaires pour produire l'exhalation sanguine normale, toute cause contraire qui, en exagérant l'orgasme menstruel, rendra difficile cette exhalation ; en un mot, l'anémie et la pléthore pourront produire la dysménorrhée constitutionnelle. Comme dans l'aménorrhée, nous observerons des troubles gastriques et nerveux de toute sorte, et, sauf la production des symptômes pubères, qui ne manquent jamais, nous aurons la même symptomatologie morbide. Le même traitement sera de mise, et nous croyons pouvoir dire que, la dysménorrhée constitutionnelle nous paraissant être une affection moins grave que l'aménorrhée correspondante, une thérapeutique active pourra plus facilement en triompher.

DYSMÉNORRHÉE LOCALE.

Ici encore nous avons un état morbide local et une cause purement mécanique. L'utérus et ses annexes peuvent être le siége d'inflammation, et, suivant que les phénomènes congestifs ou les phénomènes nerveux dominent, on a affaire à une dysménorrhée congestive ou à une dysménorrhée nerveuse[1]. Cette dernière forme peut même prendre le caractère d'une névralgie, chez les malades douées d'un tempérament nerveux : on lui a donné le nom d'*hystéralgie*. Une douleur continue, intolérable, s'irradiant dans le plexus lombaire, caractérise cette variété morbide et sert à la distinguer de la simple douleur résultant de l'inflammation ; en sorte que nous serions tenté d'admettre, avec le professeur Courty, que l'hystéralgie est une affection

[1] Courty ; *loc. cit.*, pag. 401.

diathésique, dont l'inflammation utérine n'aurait été
que la cause provocatrice. Quoi qu'il en soit, c'est une
cause de dysménorrhée locale, avec la congestion et les
divers états morbides que nous savons pouvoir affecter
les organes génitaux.

Les causes mécaniques de la dysménorrhée sont des
productions morbides venant obstruer le conduit vulvo-
vaginal, des rétrécissements et des anomalies de position
qui auront pour conséquence l'issue difficile des règles ; — des kystes de nature diverse, des polypes
(P. Guersent), des lipômes peuvent se montrer à la
vulve, dans le vagin ou au col de l'utérus, et diminuer
l'ouverture du conduit. La perforation incomplète de
l'hymen, le rétrécissement du vagin produit par une
cloison incomplète ou par une induration de ses propres
parois, l'hypertrophie du col et son ouverture insuffisante, agiront de même. Les déviations utérines et surtout la flexion avec torsion du col, seront des causes
fréquentes de dysménorrhée mécanique. Notons encore
les hernies vaginales (cystocèle et rectocèle), les corps
étrangers introduits dans le vagin, et, pour ne rien
oublier, signalons l'inertie de l'utérus, qui pourrait
avoir produit une physométrie ou une hydrométrie [1].

Les symptômes généraux les plus divers se montre-

---

[1] Nous ne parlons point de la dysménorrhée membraneuse du
Dr Oldham. Outre qu'elle n'a jamais été observée chez des jeunes
filles vierges, son existence à même été mise en doute, ou du
moins sa nature a été des plus contestées.

ront comme dans l'aménorrhée locale, et nous renvoyons aux pages consacrées à cette dernière, pour ne pas nous répéter. Faisons seulement observer que leur intensité est moindre généralement, sauf le cas d'hystéralgie, où l'on a vu des jeunes filles « verser des larmes, pousser des cris arrachés par la douleur, se tordre sur leur lit, rouler à terre ». (Courty.)

L'examen local par le toucher ou le spéculum nous fera connaître l'état des organes génitaux. On devra toujours s'assurer avec un stylet de trousse s'il n'y a réellement que simple rétrécissement, et s'il n'y aurait pas atrésie.

A l'aide des indications fournies par les troubles locaux ou généraux, on pourra assez facilement porter un diagnostic précis, dont on devra tenir grand compte dans le traitement. L'état morbide des organes sexuels sera combattu par des moyens appropriés (antiphlogistiques, antispasmodiques, excitants.....). La cause mécanique de la dysménorrhée sera combattue directement et le plus tôt possible, exactement comme pour l'aménorrhée mécanique locale : agrandir l'ouverture rétrécie, soit en agissant d'une manière brusque par l'écartement des branches d'une pince ou d'un spéculum intra-utérin ; soit en employant la dilatation lente et graduée, comme le veut le professeur Courty. Ce dernier procédé, n'exposant pas à des déchirures d'une complication toujours fâcheuse, doit être préféré ; il exige l'emploi de bougies flexibles ou de sondes métalliques

d'un volume croissant, ou bien encore des corps dila-
tants, tels que la tige de laminaire(*laminaria digitata,*
algues), l'éponge préparée......

Si l'on a des kystes, des polypes, enfin une tumeur
quelconque, on doit procéder à l'extraction, et le procédé opératoire est le même que pour ces mêmes tu-
meurs siégeant dans un autre point de l'économie.

En un mot, on doit attaquer directement la cause,
quelle qu'elle soit, avec cette cause devant disparaître
la dysménorrhée elle-même.

DYSMÉNORRHÉE SYMPATHIQUE OU RÉFLEXE.

De même que pour l'aménorrhée, nous devons faire
intervenir l'action réflexe pour nous expliquer la production de certaines dysménorrhées. Les mêmes causes
agiront, et dans les mêmes circonstances ; seulement,
soit que l'excitation soit moindre, soit que, cette excitation étant la même, la réaction qui s'ensuit ait
une action plus faible, par suite de la constitution de
la jeune fille, qui peut lutter avec plus d'avantage,
nous ne constaterons qu'une difficulté plus ou moins
grande dans l'écoulement menstruel. Si l'art intervient
de bonne heure, on aura généralement raison de cette
difficulté sans que des complications viennent aggraver
l'état de la malade. Malheureusement il est rare que
le médecin soit appelé en temps opportun, et, lorsqu'on vient le consulter, il lui faut souvent combattre,

et la dysménorrhée, et les divers accidents qui ont pu survenir. Mais n'importe l'époque à laquelle il a été appelé; le médecin, après avoir dissipé les symptômes alarmants, s'efforcera toujours de trouver la véritable cause, car ce n'est que par elle qu'on parviendra à faire disparaître cet état morbide.

HÉMORRHAGIES UTÉRINES.

Un grand nombre de divisions ont été adoptées dans l'étude des hémorrhagies. Si nous devions nous arrêter à une division quelconque des auteurs, nous nous arrêterions de préférence à celle du professeur Courty, qui divise les hémorrhagies utérines en idio- pathiques et symptomatiques. Mais nous aimons mieux employer, pour les hémorrhagies utérines, la même division que pour l'aménorrhée et la dysménorrhée. Reconnaissant, en effet, à l'hémorrhagie utérine une cause tantôt générale, tantôt locale, nous pouvons admettre une hémorrhagie constitutionnelle et une hémorrhagie locale. Cette division nous paraît la plus pratique. En effet, une fois l'hémorrhagie classée dans l'un de ces deux groupes, nous savons tout de suite si le traitement doit être dirigé vers l'état général ou vers l'état local, sans nous préoccuper si elle est active ou passive, idiopathique ou symptomatique, si elle tient à une lésion du sang ou des tissus : la cause est localisée, il ne s'agit plus que de la préciser.

Les hémorrhagies utérines ont été appelées *ménorrhagies* lorsqu'elles coïncident avec l'époque menstruelle, c'est-à-dire lorsqu'elles ne sont qu'une menstruation exagérée ; elles ont reçu le nom de *métrorrhagies* lorsqu'elles se montrent dans l'intervalle de deux écoulements menstruels. Cette distinction pourrait faire croire à une différence au point de vue du diagnostic ou du traitement : il n'en est rien, et pour nous ces deux hémorrhagies sont identiques ; l'hémorrhagie peut se montrer n'importe à quelle période, et la période menstruelle n'est qu'une cause provocatrice. Ménorrhagie et métrorrhagie ayant la même signification, il pourra donc nous arriver d'employer l'un ou l'autre de ces deux mots, sans que cela n'apporte de la confusion dans notre étude.

HÉMORRHAGIE UTÉRINE CONSTITUTIONNELLE.

Cette forme d'hémorrhagie embrasse tous les écoulements sanguins de l'utérus dus à un état général. Nous allons nous occuper successivement de son étiologie, de son diagnostic et des symptômes particuliers qu'elle présente, nous réservant de parler du traitement après l'étude complète des diverses sortes d'hémorrhagies utérines.

Causes. — Très-rare dans l'enfance, elle a pourtant

été observée par La Motte[1] chez une petite fille de
7 ans et plusieurs fois par Gendrin[2] chez des petites
filles de 6 à 8 ans. A la puberté, elle est assez fréquente;
mais sa fréquence augmente à mesure que la femme
approche de la ménopause. C'est dire que l'âge influe
sur le développement de la métrorrhagie, et que la
puberté n'en est pas la cause nécessaire. Cependant,
l'existence de la métrorrhagie à l'époque de l'établissement de la menstruation est un fait acquis, et l'observation du Dr Obre[3] prouve même qu'elle peut avoir
les plus graves conséquences : cet observateur a vu
une jeune fille vierge de 14 ans 3 mois succomber
à la suite d'une première menstruation qu'on ne put
arrêter.

Une foule de causes ont été données comme pouvant
produire l'hémorrhagie utérine : le tempérament, la
constitution, les saisons et les climats, la chaleur
artificielle, des maladies antérieures, une constitution
médicale, l'hérédité.... Disons que toutes ces causes
peuvent agir, mais leur action n'est réelle que par
suite de l'anémie ou de la pléthore.

C'est encore en effet à l'anémie et à la pléthore
qu'il faut avoir recours pour expliquer une étiologie

[1] La Motte; Traité complet des accouchements, tom. II, p. 1358.
[2] Gendrin; Traité philosophique de médecine pratique, tom. II,
pag. 113.
[3] Gaz. médicale de Paris, 1858, pag. 597.

aussi diverse que l'est celle des métrorrhagies utérines constitutionnelles.

Une jeune fille d'un tempérament sanguin , douée d'une forte constitution, qui usera d'une alimentation succulente, pourra présenter tous les caractères de la pléthore ; celle, au contraire, qui sera douée d'un tempérament lymphatique , dont la constitution sera dépravée, qui à cela joindra une mauvaise alimentation et une faiblesse assez grande résultant d'une maladie antérieure, présentera nécessairement tous les caractères de l'anémie.

L'influence des pays chauds, qui a été notée par Blumembach [1] et de Bontius , serait due à la constitution *pléthorique* de ces pays, de même pour la chaleur artificielle, dont parlent Boerhaave et Morgagni.

Quant à l'altitude comme cause de métrorrhagie , on s'accorde généralement à citer l'observation de Saucerotte [2] à propos des femmes des Vosges , sans remarquer , dit Joulin [3], qu'il ne rapporte le fait qu'incidemment , sans examiner s'il n'existait pas de circonstances autres que l'altitude pour expliquer le fait. Dans un travail sur les accouchements à Saint-Louis de Potosi, situé à 4000 mètres au-dessus du niveau de la mer, d'Encause [4] ne parle pas des métrorrhagies

[1] De l'Unité du genre humain et de ses variétés, 1804.

[2] Mélanges de chirurgie, tom. I, pag. 25.

[3] *Loc. cit.*, pag. 746.

[4] Accouch. chez les femmes de Saint-Louis de Potosi ; Gaz. méd., 1839.

comme cause d'avortement , ce qui prouve que leur fréquence n'est pas plus grande là qu'ailleurs. Au lieu de la raréfaction de l'air, dont l'influence ne peut se manifester à cette hauteur sur des gens habitués[1] , il serait plus simple de faire intervenir l'alimentation, sinon insuffisante du moins très-imparfaite, et de plus , la fatigue d'une vie laborieuse ; tout autant de causes d'anémie.

La constitution médicale n'est pas une cause de métrorrhagie, d'après Valleix[2], qui n'est pas convaincu par les observations insuffisantes de Stoll, en 1778, et celles de l'épidémie de Tecklembourg. Joulin admet la constitution médicale comme cause d'avortement; mais, dit-il , la cause morbide épidémique paraissait agir sur le produit de la conception et non sur la mère, dont l'état de santé ne paraît pas avoir été atteint dans la majorité des cas. Dans le cas de métrorrhagie de l'utérus à l'état de vacuité, et nous appuyant sur les observations de Joulin relatives à la santé de la mère , nous n'hésitons pas à nier la métrorrhagie épidémique.

L'hérédité, que Gendrin[3] fait entrer dans l'étiologie de la métrorrhagie, nous paraît agir non pas par *hérédité métrorrhagique*, mais par hérédité de constitution pléthorique ou anémique.

---

[1] Michel Lévy ; Traité d'hygiène , tom. I, pag. 409.
[2] Guide du médecin praticien, 4e édit., tom. V, pag. 86.
[3] *Loc. cit.*, pag. 113.

La métrorrhagie constitutionnelle peut survenir sous l'influence du scorbut, des fièvres éruptives , surtout de la variole, de fièvres pestilentielles. Les différentes diathèses agissent de même par l'appauvrissement du sang, que le professeur Grisolle reconnaît comme une des causes fréquentes d'hémorrhagies utérines. «Nous avons signalé la métrorrhagie chez les filles chlorotiques, et cet accident est tellement lié à la chlorose, qu'on le voit cesser aussitôt qu'on est parvenu à rendre au sang un plus grand nombre de globules [1]. » Trousseau et Pidoux sont de cet avis, et admettent même une chlorose ménorrhagique qu'il leur a été donné d'observer plusieurs fois [2].

Symptômes. — On observe des phénomènes généraux, qui varient selon que l'hémorrhagie est causée par la pléthore ou l'anémie. Céphalalgie, vertiges, coloration de la face, dureté et développement du pouls, sensation de pesanteur et de chaleur à l'hypogastre, prurit du côté des organes génitaux , augmentation du volume de l'utérus,... s'il y a pléthore ; pas de prodromes pour ainsi dire, si l'hémorrhagie est due à l'anémie , faiblesse et irrégularité du pouls, pâleur de la face et troubles divers, tels que dyspnée, mélancolie ,

[1] Traité de pathologie interne, 9e édit., tom. I, pag. 728.
[2] Traité de thér. et de mat. méd., par Trousseau et Pidoux, tom. I, pag. 40 et suiv. Trousseau ; Clinique médicale, tom. III, pag. 499.

... ... La métrorrhagie par pléthore se
montre généralement à l'époque menstruelle, d'une
manière progressive ou d'emblée ; le sang qui coule,
toujours abondant, est rouge vermeil, et, si la malade
garde la position horizontale, il se coagule dans le vagin ; d'où la sortie de caillots sanguins plus ou moins
développés. La durée de l'écoulement est seulement de
quelques jours, et avec lui disparaissent tous les phénomènes morbides. — La métrorrhagie par anémie
peut coïncider avec la période menstruelle, mais souvent se prolonge ou reparaît dans l'intervalle ; l'écoulement est peu abondant, et le sang pâle et fluide ne
forme pas de caillots.

Marche. Durée. Pronostic. — La métrorrhagie pourra
disparaître et ne se reproduire qu'à l'époque menstruelle
suivante : c'est là ce qui arrive généralement chez les
jeunes filles pléthoriques. Mais si une jeune fille profondément anémiée voit survenir une hémorrhagie utérine, elle a à redouter que l'écoulement se perpétue,
et par suite que des complications fâcheuses se montrent. Aussi les auteurs redoutent-ils une métrorrhagie
par anémie : l'hystérie, l'épilepsie, des hydropisies
générales ou partielles, et même la mort (Requin,
Valleix) pourront s'ensuivre. Inutile de dire que le
pronostic dépend d'une perte de sang plus ou moins
grande; mais cette appréciation ne peut se faire qu'avec
beaucoup de difficulté, car telle jeune fille perdra beau-

coup plus qu'une autre qui n'aura pas à subir d'aussi
funestes conséquences ; en sorte que le médecin devra
toujours être réservé et ne pas trop se hâter de porter
un pronostic favorable.

Diagnostic. — Le diagnostic n'est pas toujours facile. On doit se garder d'une erreur qui pourrait faire
prendre une menstruation précoce ou une menstruation bi-mensuelle, ou même une menstruation régulière
pour une métrorrhagie. Les symptômes de la puberté
empêcheront le médecin de tomber dans la première
erreur, et un examen attentif de l'état général de la
malade lui permettra de ne pas reconnaître comme
morbide ce qui est purement fonctionnel. Les symptômes que nous avons énumérés suffiront pour asseoir
un diagnostic. L'examen local par le toucher pourrait
venir en aide au praticien pour reconnaître un engor-
gement de l'utérus.

HÉMORRHAGIE UTÉRINE LOCALE.

Les organes génitaux, et l'utérus en particulier,
pourront se trouver sous l'influence d'un état pathologique tel que la métrorrhagie s'ensuive, sans que
pour cela l'organisme tout entier doive être accusé :
c'est cette hémorrhagie que nous appelons hémorrhagie
utérine locale des organes génitaux.

Causes. — La structure musculaire exagérée de

l'utérus, en provoquant l'afflux sanguin vers cet organe,
la congestion et l'inflammation qui pourront résulter
de cette disposition anatomique ou de toute autre cause
morbide (granulations du col, leucorrhée...), l'inertie
même de l'utérus, seront autant de causes capables de
provoquer une hémorrhagie utérine. A cela joignez
tout ce qui pourra irriter directement l'utérus : corps
étrangers, injections irritantes, caustiques, les excès
d'onanisme, le coït même, qui par cela seul qu'on l'a
noté chez les filles publiques[1], agit plutôt en irritant
localement les parties sexuelles qu'en impressionnant
l'organisme tout entier. On peut accuser encore la
pression abdominale exercée par les corsets ou les
paniers connus sous le nom d'*éventaires*, et sur lesquels
les marchandes ambulantes colportent leurs marchan-
dises[2], l'usage des emménagogues, des injections chau-
des, des pédiluves.... N'oublions pas de signaler l'application de sangsues au col ou à la partie interne des
cuisses, et les diverses lésions que pourra provoquer
un traumatisme produit directement ou par contre-
coup.

Symptômes. — Les symptômes seront tout à fait
locaux, à moins qu'une perte de sang trop considérable

[1] Parent-Duchâtelet ; De la prostitution dans la ville de Paris,
pag. 232.
[2] Gendrin ; *loc. cit.*, pag. 115.

n'amène la syncope (pâleur de la face, faiblesse du pouls....), ou que la réaction morbide de l'utérus ne produise un léger état fébrile avec céphalalgie, malaise. Mais le plus souvent l'écoulement sanguin est le seul symptôme de l'hémorrhagie utérine locale, et si parfois des phénomènes généraux se manifestent, leur intensité est beaucoup moindre que dans la métrorrhagie constitutionnelle.

Diagnostic. — Le médecin devra demander à un examen direct la précision du diagnostic. Le toucher, et surtout le spéculum, lui seront d'une grande utilité ; ce dernier lui permettra de constater, soit l'inflammation, soit l'ulcération, soit les lésions diverses du col et du vagin. Nous ne répéterons pas ce que nous avons déjà dit à propos de la difficulté de cet examen ; il nous suffit d'en constater l'opportunité.

Marche. Durée. Terminaison. — La cause de la métrorrhagie influera nécessairement sur sa marche et sur sa terminaison. La disparition de tous les phénomènes morbides sera subordonnée au traitement plus ou moins opportun et actif, et surtout à l'abondance du sang épanché. On a vu des cas malheureux où une métrorrhagie pour ainsi dire foudroyante avait amené la mort. Nous nous contenterons de dire qu'une hémorrhagie utérine est une chose généralement très-grave et d'un pronostic toujours incertain.

6

HÉMORRHAGIE UTÉRINE RÉFLEXE.

Les mêmes motifs qui nous ont fait admettre une aménorrhée et une dysménorrhée réflexes, nous forcent à reconnaître l'existence d'une métrorrhagie produite aussi par action réflexe. C'est la seule explication rationnelle de ces diverses métrorrhagies qui se montrent à la suite de chants, de cris, de vomissements, d'éternuements, de colère, de frayeur, de joie, d'excitation du système nerveux résultant de pensées et de lectures érotiques. L'action réflexe explique aussi ces métrorrhagies coïncidant avec la présence de vers intestinaux ou succédant à une impression de froid ; elle nous rend compte de ces hémorrhagies utérines qu'on a nommées critiques de la pneumonie, et dont les secousses produites par la toux pourraient être la cause.

Ces hémorrhagies sont assez rares ; aussi devra-t-on examiner avec soin l'état général et l'état local de la malade, et ce n'est qu'après avoir établi l'absence complète des symptômes qui accompagnent les hémorrhagies constitutionnelles utérines ou locales des organes génitaux, qu'on pourra, par exclusion, diagnostiquer une métrorrhagie réflexe dépendant d'une des causes si nombreuses que nous venons d'indiquer. Selon que cette cause pourra être combattue avec plus ou moins d'efficacité, on comptera sur une guérison plus ou moins rapide, et ici encore l'efficacité du traitement viendra corroborer le diagnostic.

TRAITEMENT.

« On doit, avant tout, se poser cette question : faut-il arrêter la métrorrhagie ou même la ménorrhagie ? On peut répondre, en principe et pour l'immense majorité des cas, par l'affirmative. Du moment que l'hémorrhagie dépasse les limites de l'évacuation critique menstruelle, elle ne peut avoir aucune utilité ; bien plus, elle doit être nuisible, car elle est insuffisante par elle-même à opérer la déplétion de l'organe ; elle se continue ou se reproduit indéfiniment, le sang appelle le sang, une hémorrhagie appelle une nouvelle hémorrhagie, l'habitude morbide s'établit, la constitution se détériore, le sang s'appauvrit, la malade devient anémique, et, bien loin que ces conditions soient favorables à la cessation des hémorrhagies, elles ne font qu'en faciliter et même en provoquer le retour. Ainsi, tout doit être mis en œuvre pour prévenir et pour arrêter la métrorrhagie [1]. »

L'hémorrhagie doit être respectée lorsqu'elle est liée à l'altération d'un viscère. Lisfranc [2] nous parle d'une dame atteinte de métrorrhagie, et présentant en

[1] Courty; loc. cit., pag. 432.
[2] Clinique chir. de l'hôpital de la Pitié, tom. II, pag. 439.

même temps des symptômes de tuberculisation pulmonaire. Tant que l'hémorrhagie utérine avait lieu, la diathèse ne faisait pas de progrès et restait stationnaire; mais la malade ayant voulu, malgré Lisfranc, se débarrasser d'une hémorrhagie qu'elle trouvait gênante, ne tarda pas à succomber. La dérivation du sang semblerait donc s'opposer au développement de la diathèse par défaut de nutrition, car nous savons que l'état congestif hâte l'évolution morbide d'une lésion organique. Mais, dans tous les cas, on tolère un mal pour ne pas engendrer un pire, et l'indication pour arrêter l'hémorrhagie n'en existe pas moins; seulement il peut arriver que la cause soit, comme dans le cas de Lisfranc, au-dessus des ressources de l'art, et alors le médecin est obligé de la ménager.

Examinons maintenant les moyens dont on dispose pour combattre une métrorrhagie. Ces moyens varieront avec la métrorrhagie elle-même; aussi allons-nous étudier séparément le traitement de chaque espèce d'hémorrhagie utérine.

HÉMORRHAGIE UTÉRINE CONSTITUTIONNELLE. — On doit toujours s'attaquer directement à la cause, et nous avons admis que toute l'étiologie de cette hémorrhagie se résumait en deux mots : pléthore et anémie. Lorsqu'il y a pléthore, on emploie la saignée générale et les révulsifs de toute sorte (sinapismes aux poignets, ventouses scarifiées et sangsues à l'hypogastre...); la

réfrigération locale est aussi de mise, en un mot tout
ce qui peut s'opposer à la fluxion vers l'utérus : voilà
pourquoi on recommande un lit dur, une position horizontale avec élévation du bassin, une température peu
élevée dans l'appartement qu'occupe la malade... Si
l'hémorrhagie est due à l'anémie, on combattra cet état
par des toniques et des ferrugineux, une alimentation
choisie, un air pur... A cette médication on joindra des
révulsifs, mais des révulsifs sans déperdition de sang,
comme les ventouses aux lombes, au dos, au thorax,
aux mamelles, appliquées selon le précepte d'Hippocrate
dont M. le professeur Courty a eu à se louer. De grandes
ventouses de Junod aux membres supérieurs et la liga-
ture de l'origine des quatre membres, comme l'indique
Galien, sont des moyens recommandés encore par
le professeur Courty. Que l'hémorrhagie soit produite par la pléthore, qu'elle le soit par l'anémie, il
pourra être utile d'activer la circulation par des sinapismes promenés sur tout le corps et des vomitifs, en
particulier l'ipécacuanha, à doses fractionnées, dont
l'heureuse action serait due au mouvement d'expansion
qu'il détermine vers la périphérie.

Outre que le traitement général ne peut pas agir
instantanément, les divers moyens proposés sont souvent impuissants pour arrêter l'hémorrhagie. On a
recours alors aux hémostatiques directs ou au tamponnement. Les hémostatiques se donnent en potion ou
en tisane (perchlorure de fer, eau vinaigrée, limonade

sulfurique, ratanhia...), en lavement (extr. ratanhia, tannin, alun...) ou s'appliquent directement sur le siége de l'hémorrhagie (eau vulnéraire, eau de Léchelle, etc...)[1]. Le tamponnement se pratique à l'aide de coton que l'on porte directement sur le col à l'aide d'une pince et d'un spéculum préalablement introduit. On bourre ensuite le vagin de petites boulettes de coton, et, lorsque ce conduit est distendu assez fortement, on applique un dernier tampon plus gros, retenu par une compresse que maintient un bandage en T[2]. Quelquefois un simple tampon à la vulve peut suffire, comme chez une jeune fille de 14 ans, dont une ménorrhagie abondante, qui pendant plusieurs jours avait résisté à tous les moyens, a été arrêtée par un simple tamponnement de la vulve[3].

Les troubles nerveux seront combattus par les antispasmodiques et surtout par l'opium, qui produit nonseulement un effet sédatif, mais souvent même modère l'hémorrhagie[4].

---

[1] Nous recommandons les préparations suivantes employées par le professeur Courty.

Extr. ratanhia............... 1 gram. dans 1/4 lavem.

Ext. ratanhia.............. 4 gram.
Sirop écorces oranges amères.. 30 —
Eau...................... 120 —

par cuillerée chaque deux heures.

[2] Courty ; *loc. cit.*, pag. 235.

[3] Compendium de médecine pratique, tom. VI, pag. 67.

[4] Grisolle ; Trait. de path. int., tom. I, pag. 729.

Hémorrhagie utérine locale. — Si l'hémorrhagie est sous l'influence d'un état morbide local, traiter directement cet état local : application de sangsues sur le col s'il y a congestion, injections légèrement excitantes s'il y a inertie de l'utérus. Si c'est une cause mécanique, il faudra la faire disparaître : extraction du corps étranger, prohibition du coït, etc... Dans le cas où l'on aurait affaire à une lésion traumatique, employer les moyens appropriés. Il sera toujours bon de recourir aux révulsifs et autres moyens indiqués dans le chapitre précédent comme propres à chasser le sang de l'utérus. Si l'écoulement du sang persistait, on devrait se souvenir qu'on a à employer des hémostatiques et le tamponnement; même conduite que pour la métrorrhagie constitutionnelle, s'il existe des troubles nerveux.

Hémorrhagie réflexe. — C'est surtout dans ce genre d'hémorrhagies qu'il faudra s'adresser à la cause, et nous avons déjà dit ailleurs combien était variable l'étiologie qui agit par action réflexe. Disons seulement que l'on devra toujours songer à traiter les symptômes dangereux, et de ce nombre est l'hémorrhagie.

On pourrait résumer ainsi le traitement des métrorrhagies : arrêter l'écoulement sanguin tout d'abord, puis s'adresser directement à la cause de cet écoulement.

Dans tout ce qui précède, nous ne nous sommes occupé que des maladies de la jeune fille pubère, en tant

que devant influencer directement l'écoulement menstruel. Mais il peut se faire que la menstruation s'ac-
complisse normalement, et que la jeune fille soit sous
le coup d'un état morbide que la puberté aura provoqué. Déjà nous avons mentionné une foule de maladies
que nous avons fait intervenir comme complications
ou même comme causes de l'aménorrhée, de la dysménorrhée, et des hémorrhagies utérines ; mais nous
croyons utile de réunir dans un chapitre spécial ces
divers états morbides de la jeune fille.

La pléthore et l'anémie, nous l'avons dit souvent,
sont les deux pivots d'où partent toutes les affections
de l'âge pubère. Les diverses diathèses, qui jusqu'alors
étaient restées pour ainsi dire à l'état latent, se montrent avec leurs manifestations les plus diverses , surtout la diathèse tuberculeuse, qui moissonne tant de
jeunes filles. Les névroses les plus variées viennent
souvent s'implanter dans cet organisme faible et excitable : l'hystérie, la chorée, l'épilepsie, la nymphomanie,
diverses formes de folie (manie, lypémanie, hypocon-
drie...), sont presque inséparables des troubles de la
puberté. Les fièvres éruptives , la fièvre typhoïde sont
très-fréquentes, et l'on observe souvent des phlegma-
sies de toute sorte , localisées surtout dans les organes
de la voix et de la respiration : angines diverses et souvent angine laryngée, bronchite, pneumonie, pleurésie.
On a noté encore la facilité avec laquelle les pubères
contractent les maladies contagieuses régnantes; c'est,

dit Polinière, à cause de la vitalité de la peau, qui jouit alors de la faculté absorbante au plus haut degré.

La puberté est donc la cause de maladies nombreuses, et le tableau que nous venons de tracer est assez sombre pour que nous devions signaler les quelques guérisons qu'elle peut opérer. Lorsque la révolution pubère sera complète, et que de plus la rapidité de son évolution aura imprimé à l'économie une secousse violente, on pourra voir disparaître des affections de l'enfance rebelles à toute médication. Tout ce qui tient à une atonie générale ou partielle sera souvent influencé d'une manière heureuse par la puberté : c'est ainsi qu'on a vu disparaître à cette époque des incontinences d'urine, et que des dartres et des teignes se sont dissipées par suite de la vitalité plus grande donnée à la peau. « La disposition scrofuleuse est souvent atténuée, corrigée par la puberté, qui a pour effet de condenser les tissus, de réduire l'activité des élaborations blanches. » (Michel Lévy.) Quelques fois encore, on a pu observer la cessation de certains troubles nerveux (épilepsie causée par frayeur, convulsions....), et la circulation rendue plus régulière a suffi pour détruire certaines tendances à l'anémie ou à la chlorose. En un mot, la puberté peut guérir toutes les maladies de l'enfance qui n'attendaient qu'une révolution organique, dont le résultat était l'équilibre des divers systèmes.

7

HYGIÈNE

De la direction imprimée à cette
époque dépendent souvent la société
future et l'avenir moral.

E. Beaugrand, in *Dict. encylcl. des
sc. méd.*, art. Age, tom. II, pag. 141.

Nous avons étudié la jeune fille pubère au point de
vue de la physiologie, et nous avons passé en revue les
diverses maladies qui pouvaient l'affecter. Il nous reste
maintenant à faire connaître les différences particulières qui constituent son individualité et les divers
modificateurs qui peuvent agir sur elle ; tout autant
de causes qui hâtent ou retardent le développement de
la puberté. Ici commence le rôle de l'hygiène, car c'est
elle qui nous indiquera les moyens les plus propres
à favoriser le développement de l'organisme, soit en
enrayant certaines influences individuelles, soit en
nous faisant connaître l'opportunité de tel ou tel mo-
dificateur, qu'elle nous dira de prendre ou de laisser.

1. Différences individuelles.

Race. — « Les races, dit Michel Lévy, sont, dans l'universalité du genre humain, ce que la constitution est dans l'individu : elles expriment l'influence de l'hérédité déployée sur les masses, sur des groupes plus ou moins étendus[1]. » Il n'est donc pas étonnant que l'on ait observé chez les filles d'une même race une certaine relation entre leurs diverses menstruations. Mais une race est soumise à tant de variations (émigration, fusion), que ses caractères propres disparaisssent peu à peu. Cependant, avant que ces changements aient eu le temps de se produire, on observe encore certaines particularités : ainsi, des négresses nées en Europe conservent l'aptitude à être réglées de meilleure heure; des créoles nées dans un pays plus chaud sont réglées à la même époque que leurs mères, dont elles ont conservé les mêmes dispositions organiques. Raciborski[2] et Roberton[3] signalent le fait de jeunes anglaises, nées aux Indes, qui ne sont réglées qu'à 15 ou 16 ans, comme les jeunes anglaises du continent. Ces caractères propres à une race peuvent exister longtemps, si les individus de cette race conservent leurs mœurs primitives, surtout s'ils ne s'allient qu'entre eux ; c'est

[1] Traité d'hygiène, tom. II, pag. 418.
[2] De la Puberté et de l'âge critique chez la femme, p. 27 et suiv.
[3] *In Med. and. surg. Edimb. Journal*, octobre 1832.

ainsi que les juives de Pologne, vraies héritières de la
constitution de leurs mères de Palestine, sont réglées
encore plus tôt que les filles catholiques. Le Dr Lebrun
(de Varsovie) a observé 100 juives réglées à 15 ans
6 mois et 100 catholiques réglées à 15 ans 10 mois,
ce qui donne une précocité de quelques mois pour les
juives, malgré plus de dix siècles écoulés depuis l'é-
migration juive en Pologne. D'après Joachim [1], en
Hongrie les filles slaves seraient réglées entre 16 et
17 ans, les magyares entre 15 et 16, les juives entre
14 et 15, et les filles styriennes entre 13 et 14.

Tempérament. — Les tempéraments, « ces formes,
ces variétés de la santé », comme dit Royer-Collard,
doivent influencer le développement de la puberté.
Marc Despines [2] avoue la difficulté qu'offre la déter-
mination de tel ou tel tempérament, et n'étudie que
l'influence de la couleur des cheveux, des yeux, de la
peau, laissant à chacun la faculté de faire entrer la
cause qu'il indique dans le tempérament qu'il jugera
convenable. C'est ainsi qu'il signale les cheveux noirs,
les yeux noirs, bruns et gris, comme hâtant la puberté;
et les cheveux châtains, les yeux bleus et verts comme
la retardant; les cheveux noirs avec les yeux bleus ou

---

[1] *Ungar Zeitschrift*, IV, 1854, n°s 21 et 28.
[2] Recherches sur quelques causes qui hâtent ou retardent la
puberté. Arch. gén. de méd., 2e série, tom. IX, 1835.

gris correspondraient aux pubertés les plus hâtives, tandis que les cheveux châtains avec les yeux verts correspondraient aux plus tardives. Les peaux blanches et fines hâteraient la puberté, contrairement à ce qui est admis généralement ; il n'est pas jusqu'aux éphélides ou taches de rousseur qui ne soient appelées à l'influencer. Il suffit d'indiquer cette statistique pour en montrer le peu de valeur. Raciborski est plus logique lorsqu'il étudie deux variétés principales exprimant chacune une impressionnabilité différente du système nerveux : tempérament nerveux ou nervoso-sanguin, qui lui a donné une moyenne de 14 ans ; et tempérament lymphatique, qui lui a donné de 15 à 17 ans. Sans avoir la prétention de trancher la question tant discutée des tempéraments, nous admettrons un tempérament sanguin, un tempérament nerveux et un tempérament lymphatique, et, d'après les maladies auxquelles ils semblent prédisposer, toutes choses égales d'ailleurs, nous reconnaîtrons au tempérament sanguin la faculté de hâter le développement de la puberté, et au tempérament lymphatique celle, sinon de l'entraver, du moins de ne pas le favoriser ; le tempérament nerveux influera tantôt dans un sens, tantôt dans un autre, suivant la direction imprimée aux impressions de la jeune fille.

Idiosyncrasie. — Si, avec Bégin [1], nous faisons

[1] Traité de physiologie pathologique, 1828.

consister les idiosyncrasies dans la prédominance d'un organe, d'un viscère important ou même d'un appareil tout entier, nous devons reconnaître leur influence sur l'évolution plus ou moins rapide, plus ou moins normale de la puberté; mais une idiosyncrasie peut être congénitale ou acquise, et, en outre, on a dit : autant d'organes, autant d'idiosyncrasies. On reconnaît, en effet, des idiosyncrasies pulmonaires, cardiaques, rénales, articulaires, hépatiques, gastro-intestinales; c'est dire combien peut varier leur action sur la santé générale, et partant sur le développement de la jeune pubère.

Age. — Indépendamment de toute autre cause, l'âge fait plus qu'influencer la puberté; il en est la cause primordiale, c'est lui qui permet à la jeune fille d'accomplir la révolution organique qui caractérise la puberté. On a fixé l'âge moyen de l'établissement de la menstruation chez les différents peuples, et nous reviendrons sur ce sujet à propos des différents climats. Contentons-nous de dire ici que souvent on observe des menstruations précoces ou des menstruations tardives. Le système reproducteur, que nous avons vu jouir d'une indépendance complète au milieu de l'organisme de la petite fille, semble parfois avoir reçu une impulsion particulière, comme une poussée qui se manifeste par des signes de maturité précoce, tels que l'évolution de la vésicule de de Graaf et la sécrétion des glandes mammaires. Le professeur Courty nous citait dernièrement deux exemples remarquables de menstruation précoce. Deux petites filles, l'une âgée de trois ans, l'autre de quatre ans, furent conduites dans son cabinet pour un écoulement sanguin anormal des voies génitales ; un examen minutieux lui permit de constater l'intégrité parfaite des organes génitaux et la présence de signes non équivoques de puberté hâtive (développement des seins.....) ; il a pu même s'assurer du retour périodique de cet écoulement. Le Dr Dezeimeris[1] a publié un mémoire très-intéressant, dans lequel il a réuni un assez grand nombre d'exemples de pubertés précoces chez des jeunes filles de deux, trois et quatre ans. Dans le *Dictionnaire en 60 vol.*, on trouve une observation du Dr Camarmond, relative à une menstruation régulière chez une petite fille de trois mois. Les Drs Lebeau (de la Nouvelle-Orléans), Wilson (de Philadelphie), Piazza (de Piombino) ont aussi observé des cas remarquables de puberté précoce. — D'autres fois la menstruation peut être tardive. Il suffit de consulter les différents tableaux de statistique sur l'établissement des règles, pour être convaincu du retard fréquent qui peut survenir dans l'écoulement menstruel. Mais ici nous ferons remarquer que si quelquefois la puberté est réellement retardée, on ne doit pas conclure à ce retard par la simple absence de

---

[1] Journal l'Expérience, tom. II, pag. 12.

l'écoulement des règles : on ne pourra pas dire, par exemple, qu'une femme de trente ans, mère de plusieurs enfants, n'a pas encore atteint l'âge de la puberté, quoique ses règles n'aient jamais paru.

Hérédité. — « Il n'est aucun éleveur qui révoque en doute la force des tendances héréditaires. Le semblable produit le semblable : tel est leur axiome fondamental[1]. » On pourrait en dire autant des médecins, et peut-être avec encore plus de raison, si l'on se place au point de vue pathologique. Les vices de l'organisme semblent se transmettre toujours plus intenses, et, si l'hygiène ne vient pas combattre cette fâcheuse influence de l'hérédité, on aura à craindre tous ces désordres variés que causent les diathèses, preuves évidentes de la transmission morbide. De l'influence de l'hérédité sur la santé générale, nous devons nécessairement conclure à son influence sur le développement de la puberté. Dans l'étiologie des diverses affections de l'âge pubère, nous avons souvent mentionné, du reste, les diathèses cancéreuse, scrofuleuse, tuberculeuse et autres.

Habitudes. — L'habitude est une seconde nature, a dit quelque part Fontenelle ; et si la femme, par cela même qu'elle est plus impressionnable que l'homme,

[1] Ch. Darwin ; De l'origine des espèces, 2e édit., pag. 21.

y est moins assujétie, on doit reconnaître cependant
que certaines habitudes pourront influencer son organisme et favoriser la menstruation, ou mettre un obstacle à son établissement normal. L'onanisme, n'étant
pas suivi de pertes séminales, ne causera pas, comme
chez l'homme, cette débilité profonde de l'économie et
cette inflammation si redoutable de la moelle; mais
l'ébranlement nerveux qu'il produit pourra réagir sur
l'utérus et amener ce cortége si varié de névroses, qui
agiront toujours d'une manière défavorable sur l'évolution de la puberté. Parfois il est à regretter que cet
onanisme soit pour ainsi dire consacré par les mœurs:
c'est le cas des unions trop précoces. Le but de la femme
est bien, en effet, la procréation de l'espèce; mais, avant
de donner le jour à un être nouveau qu'elle doit nourrir
dans l'utérus et même après la naissance, il est de toute
nécessité que son propre développement soit accompli.
On ne peut donc, au point de vue médical, appeler
légitimes de pareilles unions, et, si dans nos contrées
civilisées, on voit peu de parents honorables sacrifier
ainsi la santé de leurs filles à ce qu'ils appellent *une
position*, on ne voit que trop souvent encore la cupi-
dité de parents avides livrer leurs jeunes filles à un
rapprochement sexuel que l'hygiène et la morale ne
peuvent que réprouver. Ce n'est plus guère que chez
les peuples comme les Esquimaux, qui ne connaissent que les instincts de la brute, qu'on observe les
unions précoces fréquentes légitimées par l'usage; car,

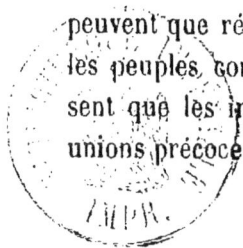

même dans l'Inde, les jeunes filles sont mariées très-jeunes, mais la consommation du mariage n'a lieu qu'à la puberté, c'est-à-dire à l'époque de l'apparition des règles, et seize jours et même plusieurs mois après: encore faut-il une cérémonie que le défaut d'argent peut retarder[1]. Ces rapprochements sexuels précoces auront une action analogue à celle de l'onanisme, c'est à-dire que, par l'excitation prématurée des organes génitaux, ils devront entraver leur développement physiologique, sans pour cela hâter la venue de la puberté.

Quant aux habitudes de la vie plastique ou de la vie de relation, la jeune fille n'en est pas trop l'esclave, car sa mobilité s'y oppose. Ce n'est pas à dire pour cela qu'une habitude n'influence jamais la santé de la jeune fille: si l'habitude existe réellement, des conséquences funestes peuvent succéder à sa dérogation.

Constitution.—Résumant toutes les différences individuelles que nous venons d'énumérer, la constitution aura une action directe sur le développement de la puberté. Il semble, en effet, à Marc Despines que chez les femmes fortes et robustes la puberté soit plus hâtive que chez les femmes faibles et délicates. C'est aussi l'opinion de Raciborski[2], qui a observé 192

[1] Joulin; *loc. cit.*, pag. 116.
[2] *Loc. cit.*, pag. 55.

femmes, et chez lesquelles la moyenne de la menstruation était de 14 ans 4 mois pour les robustes. et 15 ans 5 mois pour les délicates. Poussant plus loin son observation, Raciborski a voulu étudier le développement des follicules de de Graaf chez les jeunes personnes, et voici les résultats auxquels il est arrivé :

Fille de 4 ans, bonne constitution, morte de variole : 1 ovaire contenait 15 follicules.

Fille de 5 ans, chétive constitution, morte de variole : 2 ovaires contenaient 8 follicules.

Fille de 13 ans, bonne constitution, morte de pneumonie double : 2 ovaires contenaient 24 follicules.

Fille de 14 ans, chétive constitution, morte de fièvre typhoïde : 2 ovaires contenaient 20 follicules.

Il est donc impossible de nier l'influence de la constitution sur la production plus ou moins hâtive de l'écoulement menstruel. C'est du reste ce que le médecin observe chaque jour, car il rencontre souvent des femmes qui éprouvent de très-grands retards dans l'époque de la puberté, tandis que d'autres sont formées de très bonne heure, et cela sans qu'il puisse l'expliquer par une cause autre que la faiblesse ou la force de la constitution. Nous devons faire observer que le développement du tissu graisseux ne caractérise pas une bonne constitution, et qu'au contraire les femmes grasses sont réglées plus tard et même sont moins fécondes. Le même phénomène s'observe chez les animaux et aussi dans le règne végétal. Nos espèces domestiques, généralement mieux nourries, sont beaucoup moins fécondes que les mêmes espèces à l'état sauvage ; et un arbre bien soigné par un jardinier, qui lui fournira plus que l'engrais nécessaire , pourra fleurir deux fois, mais dans ce cas n'arrivera jamais à produire de fruits.

II. Modificateurs divers.

Circumfusa. — *Climats*. La plupart des auteurs accordent aux climats chauds de hâter le développement de la puberté, et c'est ici un des cas trop peu fréquents où l'opinion reçue et basée sur autre chose que des chiffres n'est pas très-éloignée des résultats numériques. De nombreuses statistiques ont été faites pour élucider cette question : on a étudié l'influence du climat froid, du climat chaud , et enfin du climat tempéré. Les observations portent sur 16 632 cas, ainsi répartis: climat froid, 4 813 ; climat chaud, 1 635 ; climat tempéré, 10 234. Dans différents tableaux nous allons donner ces observations.

CLIMATS FROIDS — 4815 CAS.

OBSERVATEURS	LOCALITÉS.	NOMBRE de cas.	AGE MOYEN.	
Rawn.....	Copenhague......	3 840	16 ans 9 mois	
Frugel.....	Christiania.......	157	16 — 6 —	
Dubois.....	Russie septentr...	600	16 — 8 —	16 ans
Faye......	Norwége (Skeen)..	100	15 — 6 —	3 mois
Lundberg..	Esquim. (Labrad.)	16	»	
Wistrand..	Stockholm.......	100	15 — 7 —	

CLIMATS CHAUDS — 1 635 CAS.

OBSERVATEURS	LOCALITÉS.	NOMBRE de cas.	AGE MOYEN.	
Goodeve...	Calcutta (Bengale)	239	12 ans 5 mois	
Leith......	Decan (Bombay)..	217	13 —	12 ans
Roberton...	Calcut.(Bengalore)	540	12 — 6 —	7 mois
Webb.....	Bengale.........	39	12 — 5 —	
Dubois...	Asie méridionale..	600	12 — 11 —	

CLIMATS TEMPÉRÉS — 10 234 CAS.

OBSERVATEURS	LOCALITÉS.	NOMBRE de cas.	AGE MOYEN.	
De Soyre...	Paris............	1000	15 ans	
Dubois....	—	600	15 — 3 mois	
B. de Boism.	—	1285	14 — 6 —	
Raciborski.	—	200	14 — 5 —	
M. Despines	—	85	14 — 11 —	
Aran......	—	100	15 — 4 —	
Bouchacourt	Lyon..........	160	14 — 6 —	
M. Petiteau.	Sables d'Olonne..	588	14 — 9 —	
Courty.....	Montpellier......	600	14 — 2 —	
Puech.....	Nimes..........	941	14 — 3 —	15 ans
M. Despines	Toulon.........	43	14 — 1 —	
M. Despines	Marseille.......	25	14 —	
Puech.....	Toulon.........	144	14 —	
Roberton...	Manchester......	450	15 — 2 —	
Osiander...	Gœttingue......	137	16 —	
Grey......	Londres........	1498	15 — 6 —	
Lee & Murphy	Londres........	1719	15 — 6 —	
Dyster.....	Madère.........	242	15 —	
Tariziano..	Corfou.........	33	14 —	
Lebrun....	Varsovie........	100	15 — 1 —	

Outre ces statistiques précises, il existe des observations faites par plusieurs médecins, et qui toutes
viennent corroborer le résultat numérique. Ainsi, le
D' Wretholm a observé que, dans la Laponie suédoise,

l'âge moyen de la menstruation était de 18 ans, et le Dr Peixoto a noté 10 ans comme moyenne à Rio-Janeiro.

Nous devons donc reconnaître aux climats une influence incontestable sur la révolution pubère, et surtout lorsque nous voyons les statistiques de Roberton lui-même, qui était contraire à cette opinion, ne pas venir à l'appui de sa manière de voir : 540 femmes observées au Bengale lui ont donné un âge moyen de 12 ans, et 450 observées à Manchester lui ont donné 15 ans. Tous les voyageurs s'accordent, du reste, à reconnaître que les femmes deviennent mères dans un âge beaucoup plus avancé dans le Nord que dans les pays intertropicaux ; leur fécondité est même moindre en Laponie que dans l'Asie méridionale. Cela ne doit point nous étonner, car nous voyons les animaux eux-mêmes subir l'influence de la température : le lapin, par exemple, qui ne pond que trois fois dans le Nord, pond huit fois dans le Midi. Les plantes subissent aussi cette influence, et telle plante exotique qui porte des fruits en Afrique, ne donne en Europe que des fleurs.

D'ailleurs tout le monde connaît l'influence de la chaleur artificielle sur les œufs des oiseaux et même sur les œufs des vers à soie. Veut-on hâter leur éclosion, la température n'a qu'à être élevée. Pourquoi la chaleur des climats n'agirait-elle pas sur les vésicules de de Graaf comme la chaleur artificielle agit sur les œufs des oiseaux? Mais, sans chercher à expliquer cette action, contentons-nous de constater avec la plupart des observateurs que les climats chauds hâtent la puberté et que les climats froids la retardent.

Air. — Tel air, tel sang, a dit Ramazzini[1], et cela est vrai surtout pour la jeune pubère. A cette période de la vie, en effet, un air pur et suffisant est de première nécessité. Alors que l'organisme se développe, l'hématose doit s'accomplir dans les meilleures conditions possibles, et ces conditions sont loin d'être remplies par une atmosphère viciée ou insuffisante. Que n'observe-t-on pas dans nos pays marécageux? Le plus souvent une anémie profonde qui doit fatalement amener l'établissement difficile des règles. Que n'observe-t-on pas aussi dans ces petites chambres de nos villes où se loge une famille nombreuse? La pauvreté, qui ne permet à ces malheureux que l'habitation des étages les plus élevés, apporte, il est vrai, son remède avec elle; mais, dans ces rez-de-chaussée étroits et humides que l'on rencontre encore dans certaines rues malsaines, le spectacle qui s'offre à l'hygiéniste est réellement affligeant. Ajoutez à cela le manque de lumière solaire, et vous aurez dans la jeune fille logée dans ce taudis de la misère l'organisme le moins propre à se développer, mais susceptible, au contraire,

---

[1] *De constitutione anni* 1691.

de subir les maladies les plus nombreuses et les plus variées. Le manque de lumière solaire est, en effet, une cause de débilité profonde que ne peut combattre la lumière artificielle la plus vive, et tous les jours on peut observer de jeunes aristocrates qui s'étiolent au milieu de l'éclat des lustres de leurs salons.

Villes et *campagnes*. — L'habitation des villes a été regardée comme rendant la puberté plus hâtive que l'habitation de la campagne. La vie irrégulière de la jeune citadine, l'habitude qu'elle a de veiller tard, le développement plus précoce de son imagination, en un mot toutes les excitations journalières auxquelles elle est soumise, sont autant de causes qui influencent la puberté, et ces causes se trouvent généralement moins prononcées dans les campagnes. On s'est contenté d'observer le fait sans le préciser. Marc Despines [1] nous fournit cependant une statistique qui vient à l'appui de cette manière de voir : sur 66 femmes nées dans les villes, il a trouvé 14 ans 5 mois comme âge moyen de l'apparition de leurs règles, et, sur le même nombre de femmes nées dans les campagnes, il a trouvé 14 ans 11 mois, c'est-à-dire six mois de plus. Et ce qui montre bien la réalité de l'influence des causes diverses que réunit la ville, quoique se trouvant dans des conditions moins favorables sous d'autres rap-

[1] *Loc. cit.*, pag. 303.

8

ports, les Parisiennes comprises dans la statistique
étaient réglées un mois et demi plus tôt.

INGESTA. — *Aliments. Boissons.* — Le régime tonique, l'usage assez fréquent du vin et de la viande, doit
tendre à avancer l'époque de la puberté ; une nourriture insuffisante ou peu réparatrice doit produire
l'effet contraire. Lorsque nous avons parlé ailleurs de
la production de l'anémie et de la pléthore, nous
avons mentionné cette influence, et nous n'y reviendrons maintenant que pour attirer l'attention du médecin sur ces pauvres filles de la Savoie et du Piémont,
dont le retard dans l'écoulement menstruel est causé
bien plutôt par un mauvais régime que par toute
autre cause tirée du milieu dans lequel elles vivent.
Signalons ici l'inconvénient d'une abstinence trop prolongée pour une jeune fille en pleine révolution pubère,
et, à ceux qui voudraient faire intervenir l'hygiène de
l'âme, opposons-leur une hygiène autrement importante
pour le médecin, et la seule qui permette le développement heureux et facile des facultés intellectuelles :
nous voulons parler de l'hygiène du corps. N'oublions
pas de dire que tout aliment par trop excitant sera
moins que tout autre servi à la jeune pubère, et que
l'usage des liqueurs spiritueuses, du café, du thé[1], s'il

[1] Voir Fonssagrives; Hygiène alimentaire des malades, des
convalescents et des valétudinaires, 2e édit. Paris, 1867.

n'est pas entièrement proscrit, sera du moins excessivement modéré. L'état de *nervosisme*, fréquent chez la femme, légitime assez cette exclusion.

EXCRETA. — *Excrétions. Des bains : leur action, leur emploi.* — Les excrétions ne peuvent subir de variations notables sans que l'économie tout entière n'en ressente des effets fâcheux. Représentant pour ainsi dire le résidu de l'assimilation, elles peuvent, par défaut, nuire à la qualité du sang, et par exagération entraîner avec elles des matériaux qui auraient pu s'assimiler et servir à la réparation de l'organisme. Que le sang ne soit pas débarrassé de matières étrangères à la vie, ou qu'il perde une partie de ses matériaux propres, c'est toujours une cause de débilité que le médecin doit combattre lorsqu'il s'agit surtout d'une jeune fille. Nous n'allons pas faire l'histoire de toutes les excrétions; nous n'allons parler que des bains, modificateurs par excellence. Les bains sont journellement employés et répondent parfaitement à ce qu'on leur demande : leur variété suffit généralement à toutes les indications. On peut en effet mettre en usage des bains froids, des bains tièdes, des bains chauds, et des bains médicamenteux dans lesquels nous pouvons ranger les bains de mer.

Les *bains froids* sont excitants et toniques, lorsque leur durée n'est pas trop longue. Ils doivent être prescrits toutes les fois que la jeune fille présente des caractères d'atonie des tissus, que ses chairs sont molles et pâles, et qu'elle présente des symptômes de scrofule ; ils sont aussi de mise dans certaines dyspepsies occasionnées par les troubles nerveux les plus variés, et toutes les fois que l'on aura affaire à un écoulement leucorrhéïque opiniâtre et à une aménorrhée ou une dysménorrhée qui reconnaîtront pour cause une débilité générale. On devra les proscrire pendant l'époque menstruelle , car leur action pourrait refouler vers le centre le flux sanguin, et s'opposer ainsi à son écoulement régulier.

Les *bains frais* sont les bains rafraîchissants par excellence. Ils tempèrent, chez les méridionaux, l'action d'une chaleur souvent accablante, régularisent la circulation et réveillent même la torpeur de nos organes digestifs; aussi les a-t-on considérés comme donnant de l'appétit, en même temps qu'ils préviennent beaucoup de congestions qui pourraient nous atteindre. Il suffit d'indiquer les effets produits par ces bains, pour que leur usage soit recommandé aux jeunes filles dont l'excitabilité très-grande, apaisée par leur action , ne pourra se transformer en ces névroses si variées que nous savons pouvoir les affecter à l'époque de la puberté.

Les *bains tièdes* agissent surtout sur les fonctions de la peau, en produisant une propreté essentiellement hygiénique Ils peuvent aussi être calmants pour un organisme irritable. Leur action repose sans affaiblir, et se rapproche beaucoup de celle des bains frais.

Les *bains chauds* sont employés avec avantage toutes les fois que l'on veut provoquer une forte excitation à la peau. Ils sont révulsifs et sont indiqués lorsqu'il s'agit de rappeler une transpiration supprimée ; mais leur durée doit être très-courte, car un bain chaud trop prolongé est essentiellement débilitant.

Il est des bains qui présentent les avantages de tous ceux que nous venons d'énumérer, et qui de plus offrent les avantages des bains médicamenteux, c'est-à-dire qu'ils agissent par les substances qu'ils contiennent : ce sont les *bains de mer*. Toniques ou excitants, calmants ou révulsifs suivant la saison ou le climat, ils agissent de plus par l'air marin qui est bien l'air le plus pur et le plus salutaire, et par les principes médicamenteux contenus dans l'eau de mer. Les jeunes filles lymphatiques, scrofuleuses ou anémiées par leur genre de vie se trouveront très-bien des bains de mer, qui rendront leur sang plus riche, et donneront à leurs divers organes l'énergie qui leur manque [1].

APPLICATA. *Vêtements.* — La physique nous apprend que les corps situés dans un milieu tendent tous à avoir la température de ce milieu. Le corps humain, comme tous les corps de la nature, est sujet à cette

[1] Voir l'article Bains du Nouv. dict. de méd. et chir. prat.

loi ; aussi l'hygiène cherche-t-elle à le préserver des diverses variations de l'atmosphère : d'où la nécessité des vêtements, qui doivent garantir du froid pendant l'hiver et du chaud pendant l'été. Nous ne pouvons ici étudier les matières diverses qui composent les vêtements ; tout ce que nous dirons, c'est que leur action varie avec leur texture, leur couleur et leur forme. Le noir, en effet, absorbe facilement la chaleur solaire, qu'il transmet au corps, tandis que le blanc la rayonne presque entièrement. Un tissu dense bon conducteur de la chaleur, soit du corps, soit de l'atmosphère, vaudra moins bien qu'un tissu à mailles moins serrées, qui permettra à l'air un accès facile dans son intérieur et lui laissera ainsi former comme une barrière insensible tant au froid qu'au chaud. Aussi a-t-on utilisé cette propriété que possède l'air d'être mauvais conducteur du calorique, et l'emprisonne-t-on souvent par des liens, soit au cou, soit aux jambes, soit à la poitrine. Ainsi s'explique l'usage des cols avec cravates, des jarretières, des manchettes, etc. Mais ces moyens, d'une utilité incontestable, peuvent devenir dangereux. Une constriction trop grande des vaisseaux du cou causera une congestion cérébrale ; la jarretière appliquée au-dessous des genoux, au lieu de l'être au-dessus, où les vaisseaux sont profonds, comprimera les veines superficielles, et par suite amènera des varices et l'œdème des jambes ; la compression des vaisseaux axillaires par certains vêtements, sera la cause de la stase du sang dans les membres thoraciques, produira la rougeur des mains et ensuite les engelures. Et puisque nous parlons des abus de la mode, signalons encore ces petites bottines dans lesquelles on voudrait souvent faire entrer un grand pied, et qui ne servent qu'à le déformer, en provoquant même des lésions diverses; n'oublions pas non plus ces hauts talons dont la vanité se sert pour relever la taille d'une coquette, et qui doivent rendre sa marche chancelante, en diminuant la base de sustentation, et disposer à la luxation en avant de l'astragale par l'extension forcée du pied, dont ils sont la conséquence.

Parmi les vêtements qui intéressent plus particulièrement une jeune fille pubère, nous trouvons tout d'abord le corset, qui est bien la partie du costume la plus attaquée, et qui cependant est toujours porté par la majorité des femmes. Dans l'antiquité même, le désir de plaire, inhérent à la femme, avait fait adopter une petite tunique qu'on serrait autour de la taille, mais de là à nos corsets cuirassés (Réveillé-Parise) il y avait loin. Sans se préoccuper de la forme du thorax, qui est un cône renversé, la mode capricieuse a voulu le serrer dans un vase, oubliant ainsi qu'elle s'attaquait à la vie même et que ses sujettes devenaient ses victimes. A la période de la puberté, les poumons doivent se dilater amplement, et on les arrête; le cœur doit fournir une circulation active, et on l'entrave; l'estomac lui-même est refoulé, et on a vu des cas malheureux où, de poche qu'il est, il était passé à l'état de tube. Voilà donc la respiration, la circulation, la digestion entravées ; mais ce n'est pas tout : le foie lui aussi est torturé, et, comme si elle voulait détourner la femme du but que lui a assigné la nature, la mode vient atrophier les mamelons, et, refoulant les intestins dans la cavité du petit bassin, produire très-souvent la déviation de la matrice. C'est donc un besoin bien impérieux que celui de se sacrifier ainsi à la mode ! Et si l'on veut par là rendre la jeune fille plus digne de l'homme, nous dirons, avec Raciborski, que le véritable type de la beauté féminine est celui qu'elle tient de la nature. — Il s'est rencontré certains auteurs pour prétendre que le corset est indispensable, parce qu'il soutient les mamelons et que le thorax tout entier y prend un point d'appui que nécessite la faiblesse des muscles de la femme, toujours dans la demi-flexion. Nous répondrons à cela : occupez-vous un peu plus du physique de la femme et développez son système musculaire au lieu de la laisser languir et s'étioler dans un appartement. Car il est à remarquer que la jeune fille est toujours sédentaire, chez le riche comme chez le pauvre. Chez l'un, elle vit dans un salon pour en faire l'ornement ; chez l'autre, elle passe ses jeunes années dans un atelier, pour subvenir aux besoins d'une famille qui voudrait souvent lui faire produire plus qu'elle ne le peut.

Nous n'avons pas à indiquer, pour la femme, un nouveau costume en rapport avec l'hygiène, nous avons voulu seulement montrer combien peut être nuisible pour la santé une simple habitude de fantaisie. — Bannissez le corset de votre toilette, ô femmes ! et nous vous accorderons volontiers la ceinture des matrones. De grands noms sont là pour protester contre son usage : Ambroise Paré, Spigel, Platner, Winslow, Van Swiéten, Camper, Sœmmering, Buffon, J.-J. Rousseau, Raciborski, Michel Lévy.

Il nous reste à dire quelques mots des vêtements au point de vue surtout de la prophylaxie. Excessivement impressionnable et susceptible d'être affectée par une foule d'états morbides, la jeune fille pubère doit se défendre contre les vicissitudes des saisons et de la journée même. « Rien de moins raisonnable que de remplacer pendant les soirées d'hiver le chaud vêtement de la journée par de frêles et légères parures que l'on craint de froisser par la superposition exacte d'un manteau. Que de jeunes femmes ont payé de leur vie où de leur santé les charmantes témérités de leurs toilettes, et combien de ces belles épaules nues sur lesquelles la mort pose, au seuil des bals, sa froide main ! » Ces avertissements de Michel Lévy doivent être écoutés par la jeune femme qui, devenue mère, saura que la santé de sa fille a besoin des plus grands ménagements. Que si nous voulions maintenant tourner en ridicule certaine mode par trop exagérée, qui ne sert qu'à comprimer le bas-ventre et qui est pour la femme un véritable fardeau, nous dirions avec un homme d'esprit : « Mais, ô habitante d'une grande robe, que tu es petite quand tu en sors! »

Lit. — Encore un conseil que donne l'hygiène. Le lit des pubères doit être médiocrement dur et peu chaud. « Un lit mollet où l'on s'ensevelit dans la plume, dans l'édredon, dit J.-J. Rousseau, fond et dissout le corps pour ainsi dire. » Et le philosophe dit juste, car le système musculaire devient flasque par suite de l'affaiblissement que cause cette mollesse, surtout chez une jeune fille dont le genre de vie a produit déjà une débilité profonde. Si l'on nous objecte l'exemple des peuples du Nord, qui s'enfoncent dans la plume pendant la nuit, et pourtant conservent un corps robuste, nous répondrons, avec Polinière [1], que l'exercice qu'ils prennent le jour dans une atmosphère froide rend à la fibre l'énergie que des nuits passées dans la mollesse tendent à faire perdre.

PERCEPTA. *Sens.* — Intermédiaires entre le cerveau et le monde extérieur, les organes des sens transmettront des impressions d'autant plus vives qu'ils les recevront plus intenses. La jeune fille, dont le système nerveux est des plus impressionnables, et que les divers troubles dont elle est atteinte ne font que

[1] Polinière, art. *Puberté*, in Dict. en 60 vol.

rendre plus excitable , subira surtout la fâcheuse
influence d'impressions trop vives. C'est ainsi que la
vue, l'ouïe, l'odorat agiront sur son organisme en produisant ou provoquant tout au moins ces désordres
nerveux d'une variété infinie. Les jeunes citadines
ressentiront surtout ces fâcheux effets par la raison
bien simple que, outre une disposition plus grande,
elles y sont journellement exposées. Ainsi, la vue des
tableaux et des statues de nos musées, des scènes de
nos théâtres où la nature est toujours embellie, frappera la jeune imagination de nos pubères, et, par les
désirs de toute sorte qu'elle pourra provoquer, sera
une des causes nombreuses qui hâtent le développement de la puberté. — Cette observation, vraie pour
les grandes villes, a pu être faite chez les Samoïèdes qui
vivent sous le 70e de latitude nord, et qui sont pubères
presque aussitôt que les habitants du Midi. Leurs mœurs
expliquent cette précocité. « Ils ne connaissent point
l'usage des lits ; ils couchent pêle-mêle presque nus
sur des bancs et sur des poêles. Les pères et mères
ne sauraient jouir des droits du mariage que leurs
enfants n'en soient témoins [1]. » Il est évident, après
cela, que la peinture dite académie ne doit pas être
comprise dans les arts d'agrément d'une jeune fille,
que « les contours d'un Apollon » ne pourraient
qu'influencer.— La musique agit de même, et peut-

---

[1] Abbé Chappe; Voyage en Sibérie, tom. I, 1re part.

être avec encore plus d'intensité. On sait combien une musique de sentiments bouleverse le cœur, combien les airs d'opéras de nos grands maîtres procurent des sensations variées ! Les conséquences de ces troubles ne sont pas douteuses; aussi le philosophe de Genève voudrait-il que la musique harmonique bornée au seul physique des sons, et n'allant point jusqu'au cœur, entrât seule dans l'éducation des jeunes personnes. La musique, en effet, n'agit pas seulement sur le système nerveux ; elle semble encore avoir une influence toute spéciale sur les organes génitaux. L'expérience très-connue faite sur deux éléphants du Jardin des plantes de Paris, auxquels des artistes de la capitale jouèrent les morceaux les plus tendres, nous prouve cette action directe de la musique sur la fonction de la génération [1]. Nous ne voulons point dire par là qu'on doive proscrire entièrement la peinture et la musique. Ce n'est pas à une époque où l'éducation du cœur est par trop négligée, que nous devons condamner ce seul remède contre des désirs cupides dénués de poésie. Nous voulons seulement signaler les effets regrettables d'une éducation trop artistique, afin d'empêcher de tomber dans un excès contraire. Nous développerons bientôt les divers exercices auxquels on doit soumettre une jeune fille, si l'on veut que les jeux du corps viennent arrêter les égarements de l'intel-

[1] *In* Dict. en 60 vol., tom. XXXV, art. *Menstruation.*

ligence, que les systèmes sanguin et nutritif, plus actifs, réagissent contre l'impressionnabilité trop grande du système nerveux. — Il nous reste à parler d'un autre sens qui peut aussi être influencé et réagir sur l'économie tout entière, c'est le sens de l'odorat. Dans les pays où la parfumerie est la principale industrie, on a remarqué que les jeunes ouvrières étaient étiolées et souvent anémiées profondément. Notre ami le Dr Laugier (de Grasse) nous a signalé ce fait, et, pour qu'on ne puisse pas révoquer en doute cette influence délétère de l'action trop prolongée des parfums, il nous a cité plusieurs exemples de riches parfumeurs, qui certes étaient dans les meilleures conditions d'hygiène sous le rapport de l'alimentation et du climat, et qui avaient été atteints de diverses névroses. Il leur avait été recommandé de se tenir éloignés de leurs ateliers, et ce moyen seul avait pu apporter quelque amélioration dans leur état. De même pour certaines jeunes filles et même pour des femmes arrivées à la période de la ménopause : l'éloignement de l'usine avait seul pu leur rendre la santé. Cette action des parfums s'explique assez par le grand nombre de molécules odorantes qui pénètrent dans les fosses nasales et qui peuvent agir, soit en chatouillant les nerfs olfactifs, soit en se substituant à une partie de l'air respiré; dans le premier cas, névroses par suite de l'excitation du système nerveux; dans le second, anémie à la suite d'une hématose incomplète.

Encéphale. — L'encéphale peut être directement influencé, et l'hygiène doit veiller à ce qu'il ne ressente aucune impression fâcheuse. Lorsqu'elle remplit ce rôle, l'hygiène a reçu le nom d'*hygiène morale* ; nous allons nous en occuper un instant.

Une bonne alimentation, un milieu convenable ne suffisent pas pour rendre la jeune fille réfractaire à tous les états morbides. D'une sensibilité exquise, elle sera vivement impressionnée par tout ce qui s'adressera à son intelligence ; c'est dire que son avenir moral et physique (les deux choses se lient) dépendra du genre d'éducation qu'on lui aura donné. « J'estime fort l'éducation des bons couvents, disait Fénelon, mais je compte encore plus sur celle d'une bonne mère, quand elle est libre de s'y appliquer.» Toutes les jeunes filles ne sont pas en effet douées du même tempérament. De même que leur régime doit varier avec leur constitution, de même leurs travaux intellectuels doivent varier avec leurs diverses aptitudes. On ne peut donc comprendre ces éducations uniformes, basées toutes sur le même modèle, et qui n'aboutissent qu'à vous donner des jeunes filles sachant un peu de tout et, en fin de compte, ne sachant rien. L'exaltation de leur cerveau les portera à se passionner pour tout ce qui flatte leurs penchants ; et comme, à l'époque de l'établissement de la menstruation, les organes génitaux sont le siége d'une activité plus grande, tout ce qui leur fera battre le cœur, tout ce qui sera amour, en un mot, frappera leur imagination.

Qui ne sait le mal que peut faire la lecture de ce qu'on appelle aujourd'hui le roman? Ces aventures, ces péripéties, ces actes coupables, mais rendus héroïques par le talent de l'auteur, suffisent pour faire tourner beaucoup de jeunes têtes. C'est alors que la famille est réellement utile pour prévenir ces égarements. Mais que ne voit-on pas souvent! au lieu de chercher à diriger les passions fougueuses de la jeune fille et de l'amener peu à peu à comprendre le rôle qui lui est destiné, on tombe dans un excès contraire, et pour chasser l'amour réel qui nuit, on la jette dans un amour mystique qui tue. Et ici nous nous contentons de citer. « Ce n'est point sans pitié que nous voyons des institutrices dévotes s'appesantir sur la description de l'enfer, effrayer l'innocence de damnation éternelle pour des puérilités. De telles impressions sur des âmes faibles influent beaucoup plus qu'on ne le pense sur l'état physique et moral des individus. Dans une institution religieuse que nous connaissons plus sous les auspices du fanatisme que sous l'invocation de la charité chrétienne, l'éducation que les jeunes personnes reçoivent est si peu conforme à la raison, à la religion et à l'humanité, qu'un grand nombre d'entre elles y succombent. Une diète insuffisante pour le maintien de la santé, une discipline non sévère mais atroce, des pratiques de dévotion à toute heure du jour et de la nuit, des instructions plus capables de déranger l'équilibre de la raison que de la rendre valide, sont les bases du régime de cette maison. Veut-on savoir quel est le fruit de l'enseignement, au sein de cette institution ? Apprendre à n'aimer que Dieu et les prêtres, à mépriser le genre humain, à détester et fuir les hommes comme des animaux vénimeux, couverts d'opprobre et de souillures; en somme, à former des êtres bruts, fanatiques et ignorants. Nous avons vu quelques pauvres enfants de ce guêpier féminin, institué pour la plus grande gloire de Dieu : qu'on se figure des sauvages au regard sombre et farouche, vivant dans l'isolement absolu, ayant perdu jusqu'au souvenir de la plus tendre affection, et affectant un dédain plus qu'insultant pour les auteurs de leurs jours.

» Ce serait une erreur de croire que l'éducation essentiellement religieuse, dirigée par un aveugle fanatisme, n'ait que des conséquences morales. Les jeunes personnes qui donnent en plein dans la religion sont la plupart maigres, pâles, sujettes à des extases, à des hallucinations et à des accès convulsifs. Un de ces êtres prédestinés, un prodige de lumière divine, dès sa dixième année défiait les plus fervents dévots par son zèle et la pratique régulière de tous ses devoirs religieux. Au pain et à l'eau, quatre-temps, vigiles jeûnait, et le carême entièrement, voire le jeûne des cloches. Cette pauvre enfant[1], objet d'admiration de

---

[1] Menville de Ponsan; Histoire philosophique et médicale de la femme, 2e édit., tom. II, pag. 49.

toutes les âmes pieuses, a succombé à sa treizième année, victime d'un fanatisme dont il n'y a point d'exemple à un âge aussi tendre. »

GESTA. — *Exercice.* L'exercice, en même temps qu'il sera pour la jeune fille un excellent remède contre l'ennui et contre les égarements de son intelligence, servira aussi et surtout à développer son organisme, en activant ses diverses fonctions. — La *marche* aura une influence heureuse, surtout lorsqu'elle aura lieu à la campagne, où l'action d'un air pur viendra se joindre à celle de la locomotion. Elle rendra l'hématose plus complète, et donnera plus de force aux muscles des membres inférieurs et du bassin, elle régularisera les diverses excrétions, et sera en même temps un stimulant puissant pour les organes digestifs, qui, sortis de leur apathie, pourront concourir efficacement à l'élaboration des substances nutritives. — La *danse* serait aussi très-utile, si on voulait, comme les anciens, qu'elle fût réellement hygiénique. Mais aujourd'hui qu'elle n'est plus qu'une promenade dans un salon, où l'air est vicié, on ne peut que la proscrire. Que si, au contraire, elle permet des mouvements rapides et répétés au corps tout entier, elle sera encore funeste par les impressions qu'elle procure, car il semble qu'on ait voulu faire intervenir les pas voluptueux dans toutes les danses qu'on nomme de *caractère*, et, pour n'en citer qu'une, la valse, nous dirons que son influence

9

est des plus nuisibles : ce véritable tourbillon doit
produire chez la jeune fille des vertiges, des éblouis-
sements, sans parler des sensations que lui aura causées
ce contact intime avec une personne d'un autre sexe.
Qu'on éloigne donc la jeune pubère des bals, qui seront remplacés par de vraies soirées de famille, où
l'agglomération et la volupté ne viendront pas détruire
les bons effets de la danse ! Et laissant pour un instant
la jeune patricienne, transportons-nous dans nos campagnes, où la danse pourrait être employée avec beaucoup de fruit. Ici les bals ont lieu en plein air, et les
impressions des valseuses ne sauraient être trop vives.
Au lieu d'une jeune fille faible et langoureuse, nous
avons une jeune fille robuste, que les travaux des
champs préservent de tout état de nervosisme, et le
pas cadencé par l'harmonie de l'orchestre pourrait
lui rendre un peu de cette sensibilité qu'exige son sexe.
Nous recommanderons la danse dans les familles et
dans les campagnes, et, s'il se rencontre des censeurs
austères et chagrins qui veuillent la condamner, nous
leur répondrons ce que dit le naïf Amyot à propos des
jeunes Spartiates : « Mais il n'y avoit pour cela villanie
aucune, ains estoit l'esbatement accompagné de toute
honnesteté, et plus tôt, au contraire, portoit avec soy
une accoustumance à la simplicité et une envy entre
elles à qui auroit le corps le plus robuste et le mieux
dispos. » — Un exercice peu à usage, chez la jeune fille,
mais qui paraît cependant jouir d'un avantage incon-

testable, c'est l'*équitation*. Son action se porte, en
effet, directement sur les organes de la reproduction,
et nous croyons volontiers certains auteurs qui nous
disent s'être bien trouvés de son emploi dans certains
cas d'aménorrhée et de dysménorrhée rebelles. — Il
en est de même de la *natation*, qui devrait faire partie
de l'éducation des jeunes personnes. Aux avantages
des bains frais, elle réunit l'action efficace des mouvements des membres, luttant sans cesse contre le liquide qui leur fait obstacle. — Il nous suffit de signaler
l'exercice du *gymnase*, pour conclure à ses heureux
effets. Nous devrons nous en servir surtout dans un
but thérapeutique. Pour remédier aux difformités de
la taille, il est réellement efficace, lorsqu'on sait com-
biner et coordonner les divers mouvements. Les succès
prodigieux que le gymnase avait donnés à Delpech
doivent nous le faire considérer comme un moyen des
plus précieux.

Veille et *sommeil*. — Comme pour nous montrer
que tout se lie dans la nature, les veilles prolongées
sont des plus nuisibles, et le repos que l'on peut
prendre le jour, ne suffit pas à réparer complètement
les forces de l'organisme : on a remarqué, en effet,
que les industries qui s'exercent la nuit causaient plus
souvent la mort de ceux qu'elles emploient. A plus
forte raison la veille sera nuisible si déjà le corps est
usé par les fatigues de la journée. L'organisme a donc

besoin de sommeil, et par cela seul qu'elle se développe et qu'elle est plus impressionnable, sept ou huit
heures de sommeil sont chaque jour nécessaires à la
jeune pubère. Nous ne dirons rien du lit, dont nous
avons déjà parlé; nous ne ferons que mentionner les
effets funestes d'un sommeil trop prolongé. Il est dangereux, pour une jeune fille, de rester dans son lit
alors qu'elle est éveillée, et pour cela nous rappellerons
ce philosophe qui ne sentait du goût pour le mariage
qu'à son réveil. Un sommeil trop prolongé produit
« l'obésité, la bouffisure, l'atonie, la pesanteur de tête,
l'émoussement des facultés sensoriales et morales, la
paresse, la morosité [1]. »

Station. — La station est d'autant moins pénible
que la base de sustentation est plus considérable. C'est
ainsi que la *station à genoux*, qui concentre tout le
poids du corps sur les deux rotules, est la plus fati-
gante et bien réellement celle qui convient le plus à
la pénitence et à l'humilité. Mais c'est une position que
l'on ne doit pas donner à la jeune fille, qu'il faut, au
contraire, élever dans le respect d'elle-même; la
femme est déjà assez faible et assez soumise sans qu'il
soit besoin de l'affaiblir davantage et de la rendre
encore plus humble. Il est bon de dire que l'habitude
de la station à genoux suffit à développer des bourses

[1] Michel Lévy; Traité d'hygiène, tom. II, pag. 411.

séreuses qui forment alors de vrais coussins organiques sur lesquels peuvent ainsi se reposer les personnes dont on admire tant la piété. — La *station verticale* est moins pénible, mais présente encore cependant de grands inconvénients. Outre la fatigue musculaire qui peut en résulter, elle provoque la stase du sang dans les membres inférieurs, cause des varices, peut amener des déviations de la colonne vertébrale chez des enfants...—La *station assise*, quoique la plus commode, serait nuisible aussi, si elle était trop prolongée. Un siége trop dur pourrait incommoder une jeune fille, dont les épines sciatiques seraient proéminentes; un siége trop mou peut provoquer le flux hémorrhoïdal et causer de véritables congestions utérines. Pour l'ouvrière obligée de rester longtemps assise, la chaise en paille est encore ce qu'il y a de plus hygiénique, et si l'on s'en sert généralement dans l'atelier, on ignore trop son usage dans le salon.

Ici se termine notre tâche. Nous avons dit à peu près tout ce qu'il fallait dire, et nous croyons avoir fait suffisamment connaître les maladies de la jeune pubère et l'hygiène la plus convenable à lui appliquer. Mais dans toute cette étude, nous avons pu apprécier l'influence énorme que joue la faiblesse relative de la femme et l'irritabilité excessive de son système nerveux. Cela tient essentiellement à sa nature propre, et, s'il nous faut l'entourer de tant de sollicitude, nous ne devons nous en prendre qu'à nous, car la femme n'est que ce que l'homme l'a faite. Cette idée a été développée d'une façon très-ingénieuse par Mlle Clémence Royer. Nous ne pouvons mieux finir qu'en citant la page suivante, extraite de la belle introduction de l'*Origine des espèces*, de Ch. Darwin :

« Rien n'est plus frappant que l'infériorité de l'homme quant à la beauté, sinon l'infériorité de la femme quant à la force. C'est que les races chez lesquelles la femme fut la plus craintive, pour elle et pour sa jeune progéniture, moins exposée par cela même, ainsi que les familles où l'homme fut au contraire plus fort et plus courageux pour prendre la défense de sa femme et de ses enfants, même au péril de sa vie, durent nécessairement se multiplier plus rapidement et chasser devant elles les autres. D'un autre côté, l'homme étant devenu le plus fort, put s'imposer à la compagne qui lui plaisait le plus ; et dès-lors la femme, n'ayant plus qu'à plaire et à subir, devint de plus en plus belle, selon l'idéal de l'homme, qui devint aussi d'autant plus fort, n'ayant plus qu'à s'imposer, à commander et à protéger. Peu à peu, à mesure que les peuples se policèrent, il en fut de l'intelligence, c'est-à-dire de la force mentale, comme il en avait été de la force physique ; et la femme, devenue de plus en plus faible, passant du pouvoir paternel sous le pouvoir conjugal sans jamais pouvoir disposer d'elle-même, et n'étant élue et choisie pour épouse qu'en raison de sa beauté et de sa docilité,

légua de génération en génération à ses filles une pas-
sivité d'esprit, sinon de plus en plus grande, du moins
de plus en plus tranchée, relativement à l'activité de
l'esprit viril, sans cesse sollicité au progrès. Si l'homme
n'est pas encore plus fort, plus laid et plus intelli-
gent, il faut l'attribuer à la part héréditaire de beauté,
de faiblesse et d'inintelligence qu'il tient de toute sa
lignée d'ancêtres maternels ; si la femme ne réalise
jamais l'idéal suprême de la beauté, si elle a encore
la force de remuer ses membres et de mettre des enfants au monde, si enfin elle n'est pas complètement
stupide et abêtie, cela provient de ce que, sans nul
doute, fort heureusement pour elle, le sang de ses
aïeux paternels lui a conservé un peu d'intelligence,
un peu de force, et en revanche sa bonne part de
laideur. On pourrait conclure de cela que, pour
hâter les rapides progrès de la race en tous sens, il
faudrait demander à la femme une part de ce qu'on
n'a jusqu'ici demandé qu'à l'homme, c'est-à-dire de la
force unie à la beauté, de l'intelligence unie à la dou-
ceur, et à l'homme un peu d'idéal uni à la puissance
d'esprit et à la vigueur du corps[1]. »

[1] De l'origine des espèces, par Ch. Darwin, traduit en français
par Clémence Royer, avec une préface, 2e édit., 1866 : in préf.,
pag. lvj.

FIN.

INDEX BIBLIOGRAPHIQUE.

AMUSSAT. — Gazette médicale, 1835.

ARAN. — Leçons cliniques sur les maladies de l'utérus et de ses annexes. Paris, 1858, 1860, in-8°.

BAKER-BROWN.— *Surgical diseases of Women*. London, 1861.

BARBAUT. — Cours d'accouchements.

BARTHEZ (Henri). — Considérations physiologico-médicales sur les quatre âges de la vie. (Thèse de Montp., an XII.)

BERTRAND. — Observat. sur une jeune fille réglée à 8 ans. (Journ. de médecine, 1762.)

BISCHOFF. — Traité du développement de l'homme et des mammifères. Paris, 1843.

BOUCHACOURT. — Dict. en 30 v. Paris, 1829, art. *Menstruation*.

* BOURGEOT SAINT-HILAIRE. — Développement complet de l'app. génital chez une jeune fille à la naissance. (Gaz. méd., 1832.)

BRIERRE DE BOISMONT. — Recherches sur l'aliénation mentale des enfants et particulièrement des jeunes gens. (Ann. d'hygiène et de médec. légale, 2e sér., tom. XX.) — De la menstruation considérée dans ses rapports phys. et pathol., 1842.

BUFFON. — OEuvres complètes. Paris, Furne, 1857, tom. III.

BÉGIN. — Traité de physiologie pathologique.

BLUMENBACH. — De l'unité du genre humain et de ses variétés, 1804.

BROWN-SÉQUARD. — Leçons sur le diagnostic et le traitement des principales formes de paralysie des membres inférieurs, trad. de l'anglais par le Dr Rich. Gordon, avec une introduction sur la physiologie des actions réflexes empruntée aux Leçons du professeur Rouget.

Bernutz. — Art. *Aménorrhée*, in Nouveau diction. méd. et chir. prat.

Campbell. — De l'apparition des règles chez les femmes siamoises. (*Edimb. med. Journ.*, 1862.)

Chappe (Abbé). — Voyage en Sibérie, tom. I, 1re part.

Chaussier. — Bulletin facult. méd.. 1818.

Cheneaux. — De la menstruation au point de vue de la physiologie et de l'hygiène. (Thèse Paris, 1859.)

Compendium de médecine pratique, par De la Berge, Monneret et Fleury, art. *Aménorrhée, Dysménorrhée, Hémorrhagies uterines.*

Coste. — Hist. génér. et particul. du développem. des corps organisés, 1847. — Recherches sur la génération des mammifères, 1854.

Courty. — De l'œuf et de son développement dans l'espèce humaine. Montpellier, 1843. — Traité pratique des maladies de l'utérus et de ses annexes, etc. Paris, 1866.

Darwin (Ch.). — De l'origine des espèces, etc., trad. de l'anglais par Clémence Royer, avec une préface et des notes du traducteur, 2e édit. Paris, 1866.

Delasiauve. — De la folie causée par la menstruation. (Journ. méd. ment., tom. IV.)

Despines (Marc). — Recherches sur quelques-unes des causes qui hâtent ou retardent le développement de la puberté. (Arch. génér. de méd., 2e sér., tom. IX.)

Devergie (Alph.). — Art. *Age* du Dict. de médec. pratiq. Paris, 1829.

Dezeimeris. — Journal l'Expérience, tom. II.

Dyster. — Cité par Roberton.

Dubois et Pajot. — Traité d'accouchements, 1860.

ENCAUSSE (D'). — Accouch. chez les femmes de Saint-Louis-
de-Potosi. (Gaz. méd., 1859.)

ESTÈVE (F.-G.-L.-D.). — Considérations générales sur les âges
étudiés dans leurs rapports avec l'anatomie, la physiologie, la pathologie et l'hygiène. (Thèse de Paris, 1859.)

* FAYE. — Cité par Raciborski.

FONSSAGRIVES. — Hygiène alimentaire des malades, des convalescents, etc., 2e édit. Paris, 1867.

* FRUGEL. — Cité par Tilt.

FRITZ. — Art. Aménorrhée, in Dict. encyclop. des sciences
médicales.

GENDRIN. — De l'infl. des âges sur les maladies. (Thèse de
concours. Paris, 1840.) — Traité philosophique de
médecine pratique.

GRISOLLE. — Traité de pathologie interne, 9e édit., 1865.

* GREY. — Cité par Tilt.

* GOODEVE. — Cité par Tilt.

HÉRARD. — Mémoire sur l'infl. des maladies aiguës fébriles
sur les règles, lu à la Société médicale des hôpitaux de
Paris, 2e fascic., 1852.

HUFELAND. — Manuel de médec. pratique, trad. par Jourdan.
Paris, 1848.

HUSCHKE. — Splanchnologie, in Encycl. anat. allem., tom. V,
trad. par Jourdan, 1845.

JOACHIM. — Ungar Zeitschrift, 1854, IV, nos 21 et 28.

JOULIN. — Traité complet d'accouchements. Paris, 1867.

LABORDE. — Quelques considérat. sur la puberté, etc. (Thèse
de Paris, 1860.

LA MOTTE. — Traité complet des accouchements.

LEBEAU (de la Nouvelle-Orléans). — Annal. d'hygiène, tom. X.

* LEBRUN. — Cité par Cazeaux, in Traité d'accouchements.

LÉVY (Michel). — Traité d'hygiène, 4e édit., 1862.

* LEITH. — Cité par Roberton.

*LEE. — Cité par Tillt.

LISFRANC. — Clinique chirurgicale de la Pitié.

LORAIN (Paul). — Art. *Age,* in Nouv. dict. de chir. et méd. prat.

*LUNDBERG. — Cité par Roberton.

MAISONNEUVE. — Gaz. des hôpitaux, 1862.

MENVILLE DE PONSAN. — Hist. philos. et méd. de la femme. 2e édit.

MORGAGNI. — Lettres, 1740.

MURPHY. — Menstruation dans le tableau de la pratique obstétricale. (*The Dublin Journ. of med. scienc.*, 1844.)

NÉGRIER. — Recherches anatomiques sur les ovaires de l'espèce humaine. Paris, 1840.

OBRE. — Gaz. médic. de Paris, 1858.

OLDHAM. — Observ. sur deux formes de dysménorrhée. (Gaz. médic., 1847.)

*OSIANDER. — Cité par Raciborski.

PATRY. — Gaz. des hôpitaux, 1861.

PARENT-DUCHATELET. — De la prostitution dans la ville de Paris.

*PEIXOTO. — Cité par Raciborski.

PETITEAU. — Étude sur la menstruation des femmes des Sables d'Olonne. (Gaz. hebdom., 1857.)

PÉTREQUIN. — Recherches sur la menstruat., la puberté, etc. (Thèse de Paris, 1855.)

*PIAZZA (de Piombino). — Cité par Bouchut, *in* Maladies des nouveau-nés, 5e édit.

POLINIÈRE. — Art. *Puberté,* in Dict. en 60 vol., tom. XLVI.

POUCHET. — Théorie positive de l'ovulation spont. et de la fécondation. Paris, 1847.

PUECH. — Atrésie des voies génitales de la femme. Paris, 1864.
— De la déviation des règles et de son infl. sur l'ovulation. (Acad. des sciences, 1865.)

RACIBORSKI. — De la puberté et de l'âge crit. chez la femme, etc.

Paris, 1844. — Du rôle de la menstruation dans la pathologie et la thérapeutique. (Monit. des hôpit., 1855.)

* RAW. — Cité par Tillt.

RAMAZZINI. — *De constitutione anni* 1691.

RÉGNIER. — Maladies de croissance. (Thèse de Paris, 1860.)

RIBES. — Discours sur la vie universelle ; Montpellier.

RICHET. — Traité d'anat. médico-chirurgicale, 3e édit., 1867.

RIGBY et DUNCAN. — Nouveau traité sur les hémorrhagies de l'utérus. Paris, 1808.

ROBERTON. — Étude sur l'hist. naturelle de la menstruation. (*Edimb. med. an surg. Journ.*, 1852.) — Les mariages précoces des pays orientaux ne prouvent pas que la puberté y soit plus précoce, *id.*, 1843. — Sur l'époque de la puberté chez les négresses, *id.*, 1848. — Sur l'infl. du climat de la Grèce sur la puberté, *id.*, 1844. — Sur l'époque de la puberté chez les femmes de l'Inde, *id.*, 1845, 1846. — Sur l'époque de la puberté chez les Esquimaux, *id.*, 1845. — Sur l'âge pubère dans l'île de Madère, *id.*, 1847.

ROBERTS. — Hedjeras de l'Asie centrale. (Journ. l'Exp., 1843.)

ROCHAS DE LA TOUR. — Consid. sur les âges critiques. (Thèse de Montpellier, 1855.)

ROUSSEAU (J.-J.). — ÉMILE. — Dict. de musique.

ROUSSEL. — Système philos. et médical de la femme. Paris, 1775.

ROWLET. — Grossesse et accouchement d'une jeune fille de 10 ans. (Gaz. des hôpitaux, 1835.)

ROYER (Clémence). — Préface de l'origine des espèces, de Darwin.

ROZE. — Puberté précoce. (Journ. de médec., 1764.)

ROUGET (Ch.). — Leçons orales, 1864, 1865, 1866, 1867. — Recherches sur les organes érectiles de la femme, etc., *in* Journ. physiol. de Brown-Séquard, tom. I; 1858. — Recherches sur le type des organes génitaux et de leurs appareils musculaires. (Thèse de Paris, 1855.)

SAUCEROTTE. — Mélanges de chirurgie.

SCANZONI. — Traité des maladies des organes sexuels, 1858.

SCHORTT. — Hist. méd. des femmes de l'Inde mérid. (*Trans. of obstetric. Societ. of London*, 1864.)

SÉDILLOT. — Traité de médecine opératoire, 3e édit., 1866.

SMARTT. — Puberté prématurée. (*Britisch med. Journ.*, 1858.)

SOYRE (De). — De la primiparité à terme. (Gaz. des hôp., 1863.)

* TARIZIANNO. — Cité par Roberton.

TAYLOR. — Conception avant l'apparition des règles. (*Med. examiner*, 1852.)

TEXTOR. — Gazette médicale, 1847.

TILLT. — Des causes qui avancent ou retardent la première menstruation de la femme. (*The month. Journ. of med. science*, 1850.) — De la conservation de la santé des femmes aux époques critiques. Londres, 1851.

TROUSSEAU. — Clin. médicale de l'Hôtel-Dieu de Paris, 2e édit.

TROUSSEAU et PIDOUX. — Traité de thér. et mat. méd., 7e édit.

VALLEIX. — Guide du médecin praticien, 4e édit., par V. Racle et P. Lorain.

VIDAL (de Cassis). — Traité de pathologie externe, 5e édit., par Fano.

WILLIAMS. — *Lond. med. gaz.* — Extr. Bullet. thérap., 1850.

WILSON. — Puberté précoce. (*Med. examiner*, 1853.)

* WISTRAND. — Cité par Raciborski.

WOILLEZ. — Dict. de diagnostic médical.

* WRETHOLM. — Cité par Raciborski.

* WELL. — Cité par Roberton.

X... — Menstruation à 19 mois. (Lancette française, 1828.)

TABLE DES MATIÈRES

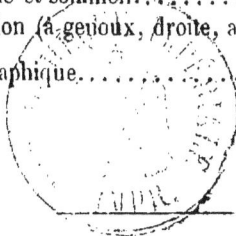